新版

美・健・食入門

楽しみながらキレイになれる法

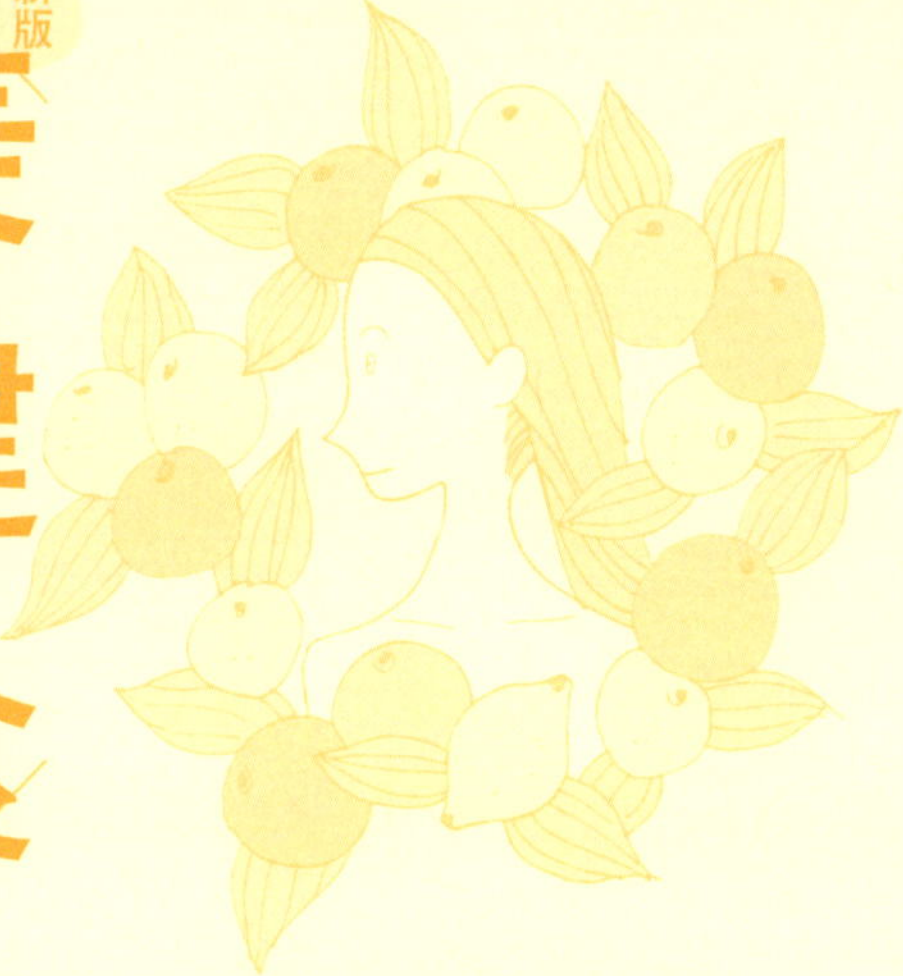

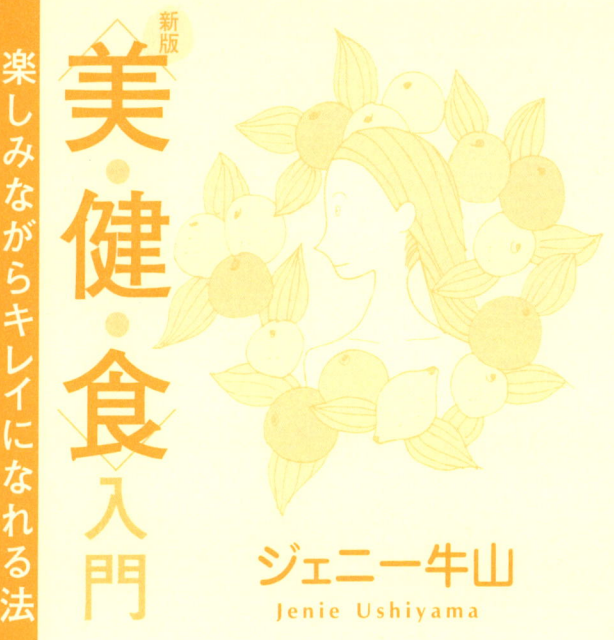

ジェニー牛山
Jenie Ushiyama

日本教文社

⊙プロローグ

美しくなりたい——これはすべての人が願う一生のテーマです。

私は、美容を仕事とする両親のもとに生まれ、「美容こそ私の天職」と思って、私なりに研究し、実践してきました。しかし、どこまで到達したかは、自分では問うすべもありません。母メイ・ウシヤマは、九十一歳の今もってバリバリの現役であるからです。

まだまだ遠い先だと思っていた五十の大台に、今私も現実に、到達しています。自分でも「いつのまに」と驚いています。驚きながらも、父母の愛に包まれ、夫と子供たちに支えられ、また多くの方々の協力を得て、何とかここまでこられたと、感謝する今日この頃です。

私には、生涯の師と呼べる方が何人かいらっしゃいます。どの方とも不思議なご縁で導かれたと思っています。父からは、生長の家の創始者である谷口雅春先生のみ教えとのご縁を、母からは、健康食研究家の栗山毅一先生・昭男先生とのご縁を、それぞれいただきました。

ところで、その母が提唱してきた美容法の基本は、「三大排泄《はいせつ》美容法」でした。

すべての人は、ほんらい美しく、健康であるのです。ではなぜ、美容や健康で悩むようなことが起こるかというと、私たちが、心と身体に、ほんらい必要としないものを取り込んでしまっているからなのです。

ですから、それらを排泄することで、自然の生命力をよみがえらせ、自然に美と健康を取り戻せるのではないか、という考えから生まれたのが、この「三大排泄美容法」だったのです。

そのうちの一つは、「暗い心の排泄美容」です。

二つめは、「体内からの排泄美容」です。

三つめは、「お肌からの排泄美容」です。

このうち、一つめの「暗い心の排泄」は、とても大切なことです。私自身若い頃、両親が二人とも働いていたせいで、とても淋しい思いをし、親への反抗心を抱いていました。

しかし、谷口先生の説かれた「心の法則」を知り、親子の〝真の意味〟を知ることで、両親に心から感謝することができました。まず両親に感謝せずして、明るい人生は始まらないのです。

このような「心の浄化」を、身をもって体験した私は、美容には、いや、本当にキレイになるには、暗い心を抱えていてはダメだと確信したのです。なぜなら、暗い心は、その人の身体までも不健康で不自然なものにしてしまうからです。

しかし、二つめの「体内からの排泄」もまた、身をもって体験することになりました。幼い時、わが家は間違った食生活をしていたため、家族がみな多くの病気に苦しんでいたのです。

それが四十年前、母が食生活を思い切って、自然食に切り替えたお蔭で、家族はそこから脱出することができました。

三つめは、いわゆる外からの美容のお手入れです。

母メイ・ウシヤマは、昔からとびきりのおしゃれで、その美的感覚は、娘の私が言うのも変ですが、すばらしいの一言です。この母と一緒に生活し、その感覚・感性を身近に肌で感じ、学びながら、さらに私なりの研究を続けられたことは、とても幸せなことです。

私たちは、日々「生まれ変わり」ます。この「生まれ変わり」を、私は「リフレッシュ」と呼んでいます。

これには、先ほどと同じく三つあります……心のリフレッシュ、健康のリフレッシュ、美容のリフレッシュの三つです。

仕事をして、結婚をして、夫と子供と一緒に生きてきた中で得た、多くの経験や研究の成果を、今回一冊の本として読者の皆さまにお伝えできる機会を得ることができましたことを、私は感謝いたします。

特に、食事研究については、単にダイエットや健康法の領域にとどまらず紹介したいと思います。もちろん、本書に紹介された方法が、万人に効《き》く、と断言するつもりはありません。結果というものには、さまざまな条件が重なっているからです。

しかし、ここでご紹介することは、すべて「事実」にもとづく成果です。これをもって、野菜などの天与の食物がもつ生命力や治癒力の紹介ができればと思うのです。

どうか読者のみなさまが、健康で楽しく、そしてますますキレイになりますように、と祈りながら……。

Beauty, Health, Diet book by Jenie Ushiyama

新版

〈美・健・食〉

入門

目次

CONTENTS

美健食

CONTENTS

美健食

CONTENTS

美健食

CONTENTS

CONTENTS

美健食

CONTENTS

美健食

CONTENTS

CONTENTS

美健食

CONTENTS

装画●佐の佳子
装幀●清水良洋
口絵&本文イラスト●岸本方子
本文扉カット●ジェニー牛山

Beauty, Health, Diet

第1章
みんなキレイになれる

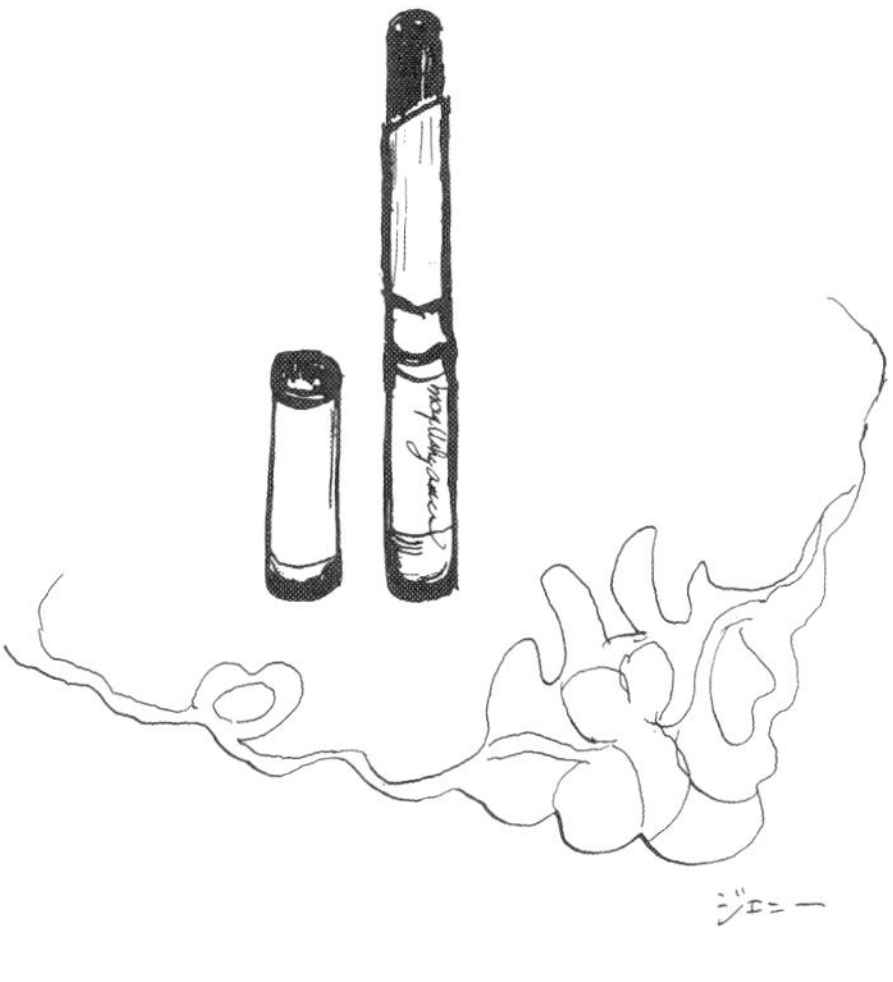

⊙みんなキレイになれる

魅力的な女性は、内側から輝いています。

特別に美人でもないのに、不思議と魅力があり、イキイキと輝き、美しく見える人がいます。しかしこれは特別な人の例ではありません。特別どころか、誰でもみんな、このように魅力的で、美しくなれるのです。そのためには、その人がもつほんらいの素晴らしさを、内側から引き出すことです。

美容というと、シミやソバカスをカバーしたり、欠点を上手に隠したりすることばかりが注目されます。しかし美容は、決して「悪いものをかくす」ためのものではありません。じつは美容とはこの逆で、悪いところをどんどん取り除いていくことです。そしてこの取り除きにより、その人が生まれながらにもつ美しさや素晴らしさを、中から引き出すことなのです。その方法を知ることで、私たちはいくらでも美しくなることが可能です。

この章では、その方法のいくつかを紹介していきます。

さて、おしゃれやメイクというのは、自分の魅力を一番引き立てるための演出方法です。メイクが上手だと、欠点をチャーム・ポイントにしたり、個性を強調したりすることができます。

もう一つ大切なことは、「手入れ」と「手当て」です。

住む家でも、こまめにお掃除《そうじ》をし、すみずみまで目を配って手入れや手当てをしていると、きれいで住み心地のいい家になります。清潔なだけでなく、そこに艶《つや》や味が出て、まるで内側から魅力がにじみ出るようになります。

女性の場合も同じで、こまめに磨くほどキレイになります。「磨けば磨くほどきれいになる」というのは真実なのです。

皮膚科医の二村芙美江先生の話では、洗って五時間もすると肌が汚れてくるから、それを洗い流し、ローションやクリームで保護するだけでも、肌のトラブルはなくなるといっておられます。このように、私たちの肌は、磨けば磨くほどまさに「あか抜け」てきて、お化粧のノリもよくなるのです。と同時に、新陳代謝《しんちんたいしゃ》が活発になり、透き通るような美しさが内側から出てくることになるのです。

⊙キレイと元気は表裏一体

先日、カゼをひいて、しばらく髪を洗えないことがありました。

ずっと髪を洗わないでいると、仕事をしていても、どうにも気分が悪いので、久しぶりに美容室で、髪を洗ってもらうことにしました。

ところが髪を洗って、手入れをしてもらうと、びっくりするほど気分がよくなり、カゼをひいていたことすら忘れてしまうほど元気になりました。このおかげで、逆にカゼもすっかりよくなりました。

髪や肌がきれいになると、それまでの重い気持ちが吹き飛び、まるで意識が変わってしまいます。人生がとたんに明るくなったような感じです。

キレイになるということは、人生が楽しく、色彩的になるということです。人との出会いが楽しくなるし、生きるということが「楽しいこと」だという実感を得るでしょう。キレイになった時、それまでの気分が「うそ」のように感じられるものです。

その日の洗髪で気づいたもう一つのことは、美容師さんとのスキンシップです。これですっかり気分がほぐれ、リラックスできたからです。

髪や顔を触ってもらうことは、一つの癒しを受けることです。というのは、上手な美容師さんの場合、このスキンシップは、とても気持ちよく、心身をリラックスさせるからです。

美容室の素晴らしさは、こういうところにあったんだと、あらためて気づいて、感激しました。

以前、「小森のおばちゃま」こと、映画評論家の小森和子さんが、一カ月ぐらい入院された後、サロンにいらっしゃったことがあります。

ずっと病院に入院していらしたので、自分で歩くこともおぼつかない状態でした。いつもお若くハツラツとされている方だけに、急にお年を召されたような印象でした。一緒にいらした方々は、帰りのためにと車椅子《いす》を用意して待っていました。

ところが、いつものようにきちんとヘアを整え、きれいにお化粧をし終ったとたん、見違えるように元気になられたのです。自分の足で玄関まで歩いていかれ、なんと「車椅子なんていらないわ」と、そのまま平気で帰っていかれたのです。

キレイになると、気分がよくなるばかりじゃなく、身体まで若返って、元気になるということがよく分かりました。キレイになることで、人は幸せになります。キレイになることで、運勢もよくなります。

ただ、キレイになるといっても、外見がキレイになるだけでは、じつは物足りないのです。抽象的な言い方ですが、美しさは、いのちの輝きにあります。目鼻立ちの美しさよりも、日頃の心の持ち方や行動・ふるまいから出る、その人ならではの個性の輝きというか、いのちの輝きこそが、その人のほんとうの美しさと呼べるのです。

⊙努力は、万人をキレイにする

「きれいだな」と思う人は、必ず目に見えない所で努力をしています。

知人で、いくつになっても脚線の美しい女性がいます。その秘訣は、ふくらはぎの運動にありました。彼女は毎日、階段を使って、ふくらはぎを引き締める運動をしていたのです。

まず、つま先で階段の上に立ち、宙に浮いたかかとに体重をかけ、ぐっと下の方に降ろす。これをまた戻して、また下に降ろす……この運動を、何度か繰り返します。これを、思いつくと家でやっているのだそうです。

いつもキレイにしている人、という意識しかなく、まさかこんな地味な努力を続けているとは思いもよりませんでした。だからこそ、いつまでもキレイなラインを保てるんですね。

「キレイな人は、元が違うから」

なんて言う人がいますが、そんなことはないのです。キレイになるために、こつこつと努力を続けているからこそ、キレイなのです。しかし問題は、その努力が苦痛であるか、楽しいかです。「楽しい」と思う気持ちが、美しさを作ります。

私は毎朝、起きてから仕事を始めるまでの合間に、十分間ほど気功の体操をしています。中国人の先生から教わった気功法を、自分なりにピックアップし、組み合わせてやりますが、これが意外に、おなかの引き締めやシェイプアップに効果があります。

その間、気分を整えるために、リラックス用の音楽を流します。それもあって、私にとって大いに楽しめるのが、この気功の時間です。これと逆に、「やらなくちゃ」という義務感では、なかなか長続きしません。

この体操は、後で紹介しますが、やる時は、動きやすく、体の線がなるべくわかるような服を着ます。そして鏡の前でやることです。鏡を見ながらですと、自分の現在の状態や、だんだんシェイプ・アップしてくるのがわかり、これがまた喜びなのです。

人は、生まれながらに素晴らしいところをもっています。ナチュラル・ウェーブの素敵なヘアをもつ人、顔の形が整い、品のある人、手がきれいな人……。

神様は、公平です。誰でもみんな、優れたところをもっています。

それを生かすも殺すもその人次第です。努力をすれば、必ずそのよさを引き出すことができるでしょう。欠点だと思っていたことも、見方によっては、素晴らしいチャームポイントになるのです。その意味では、日頃から自分をよく見つめ、自分の心身について、よく知ることが大切だと言えそうです。

⦿「自己暗示」は、最高の美容法

「気の持ちよう」という言葉があります。

この言葉は、心の持ち方次第で、私たちは美しくなれる、ということを教えてくれます。

知人に、七十代なのにとても若々しく、どう見ても五十代にしか見えない女性がいます。もちろん、とても魅力的な方ですが、彼女には秘訣がありました。彼女は、

「お風呂上りの時の自分が、一番キレイ」

とよく話していましたが、彼女は、自分が一番キレイだと思うそのお風呂上りに、鏡の前に立つのです。そこで目をつぶり、

「私は三十歳。三十歳よ」

と繰り返し、自分に暗示をかけるのです。

美しい三十歳の自分を、できる限りアリアリとイメージするのです。そしてゆっくり瞼《まぶた》を開けて、そのイメージの姿を、鏡の中の自分に重ね合わせるのです。自分の最も美しい時、と思えるお風呂上りにそれをやるのですから、効果は抜群です。

「自分は、いつも健康で若い」と思っている人は、総じて元気です。逆に「もう年をとった」と思っている人は、老《ふ》けこむのも早いのです。

「私は、いつまでも若くて魅力的よ」

と毎日、鏡の前で言い聞かせていたら、きっといつまでも美しいままでいられるに違いありません。

「イメージ療法」というのがあります。心の中で、ガン細胞が小さくなっていくイメージや、キラーT細胞がガン細胞を撃退するイメージを思い描くことで、実際にガンが退縮していく話は有名です。

この「自己暗示」美容法も、それと同じ心の働きを活用したものです。確かに心には不思議な力があるようです。

ところで、イメージする時は、必ず肯定的な言葉を使うことです。そして使う言葉は、○○であるように、という「願望の形」ではなく、すでに実現したことに感謝する「既得の形」で言うことです。

たとえば「幸せになりたい」ではだめで、「私は、今とても幸せ！」「私は、若い！」「私は、健康でキレイ！」と言うことです。「今日はからだが軽やかで、エネルギーに満ちている！」というのもいいでしょう。

私自身は、明るいイメージを描きます。メイクでも何でも、悲しそうなものは、何となく運勢を下げてしまいそうだからです。

⦿ヘアやメイクで、運勢が上がる

心の持ち方でいえば、私は「感謝すること」がとても大切だと思います。いつも「ありがとう」と、心から言える人はすてきです。

一〇〇歳以上の方に長寿の秘訣を伺うと、世界中の人がみんな共通して、それは「感謝すること」だそうです。

ご飯がおいしく食べられること。誰かと出会えること。人と話ができること。目が見えること。耳が聞こえること。日々の暮らしのすべてに「ありがとう」と感謝できることが、長生きの秘訣だと言えそうです。

私も毎日夜、寝る前には必ず、

「今日一日、家族のみんなが無事に過ごせました。ありがとうございました」

とその日に感謝するようにしています。そうすると、気持ちがリラックスしてよく眠れるのですが、こういうことが、美容にとってプラスになるのです。

さて、具体的なメイクやヘアでいうと、プラス・イメージの、明るいメイクやヘアを心がけています。これらは人生を実際に明るくします。

メイクなら、ラインを上げ気味にすること。運勢まで上がります。

眉毛や目尻なら上げて描き、くちびるも口角を上げるように仕上げます。

ただし、線は、すべて円を描くようにすることです。メイクでもヘアでも、美しさには「流れ」や「曲線」が必要です。直線のように見える髪型でも、どこかに「自然に流れるようなライン」があることで、美しくなります。

髪型も上にあげると運勢も上がります。観音様の像を見ると、頭上の高い位置に「まげ」を結《ゆ》ってあります。霊格の高い仏様は、必ずそうして、髪を高く結い上げているようです。

母のメイウシヤマは、もう長いこと、頭上の高い位置に「おだんご」を作っています。私もそれに見ならい、なるべくトップの位置で髪を結うようにしています。すると、気持ちは引き締まり、いい精神統一になるのです。

ヘアスタイルの流行を歴史的に見ると、髪型が下にさがるのは景気が悪い時。景気が好い時には、髪型もアップになります。「おだんご」の位置も、景気が好い時ほど高い場所になるようです。

メイクやヘア・スタイルでも、明るく前向きなイメージは、生命力があふれる美しさをもたらします。自然な美しさとは、健康的で明るいことだと、私は思います。

⊙日本人のセンスはよくなった

ひと昔前までは、「日本人は、胴長短足」といわれていました。

でも、今はどうでしょうか。

若い女性のスタイルは欧米型に近くなりました。足も細くそしてずいぶん長くなりました。足だけでなく、腕も胴もスリムになってきました。

この変化は、食事やライフ・スタイルなどの環境が、欧米型に変わってきたためといえそうです。

食事に、おもに海草やデンプンを摂《と》っていた戦前の日本人の髪は、真っ黒で量が多く、硬かったようです。ところが、動物性タンパク質や脂肪を多く摂ることで、酸性体質の人が多くなった現代女性の髪は、ツヤがなくなり、茶色っぽくてやわらかい、抜けやすい髪へと変貌しました。髪の量も少なくなりました。そのため、若い女性の中には、脱毛症に悩む人が、最近増えているのです。

しかし、街を歩いていると、モデルさんのようなスタイルや、タレントさんのような容姿の女性をよく見かけます。キレイという点では、ずいぶんといい時代になりました。

特に若い人たちは、あまりものごとにとらわれません。自分なりのおしゃれを上手に、そして自由に楽しむようになりました。若い人たちの、繊細な感性や、個性に対するこだわりを見ていると、逆にこちらがうらやましくなるほどです。

以前は、ミニスカートが流行《はや》れば、みんながミニをはき、流行がロングにうつれば、みんながロングをはきました。

でも今は違います。昨日、つま先までのロングのタイト・スカートをはいていたかと思うと、今日は、超ミニをすてきにはきこなす。ドレッシーなスカートに、わざとスニーカーを合わせてドレス・ダウンすることで、自分だけのおしゃれを工夫して楽しむのが、現代の若者なのです。そういう自由なおしゃれの時代が今なのです。

もちろん流行はめまぐるしく移り変っています。これに対して、身なりやしぐさに〝なりふりかまわない〟のは問題です。時代の空気を感じとるファッションに、好奇心や冒険心をもつ気持ちは、何歳になってももち続けたいものです。

もっとも、最近の若い女性は〝流行にふりまわされない〟おしゃれが、とても上手です。今は、安価でもおしゃれなものが多いし、情報も常にたくさん手に入る時代です。

私が十代のころは、デパートや数少ないブティックで買う以外に方法がなく、しかもお決まりのデザインのワンピース・ブラウス・スカートしかない状態でした。

二十一世紀を迎えて、時代は大きな転換期を迎えています。

⦿老いも若きも、女も男も、キレイになろう

現代の女性は、ほんとうにキレイになった、と前述しましたが、じつは女性だけでなく、男性もほんとうにキレイになりました。

ある研究会のディスカッションで、

「女性・男性にかかわらず、最近は『美形の顔だち』が増えてきた」

と話しています。昔は、岩みたいな感じの、四角くてごつい顔の人が、よくいましたが、最近はほとんど見かけなくなりました。

食物研究の立場から考えると、歯でよく嚙んで食べる食事が少なくなったためではないでしょうか。また、見たところ、〝肩がはった〟若い女性が、ずいぶん増えたような気がします。

男性も、若い人はとてもおしゃれです。母のメイ・ウシヤマはよく、

「これからは男性がキレイにならないとだめ。女性だけがキレイになっても、それでは引き合わない」

と言っていました。二十一世紀になって、ようやく女性と男性のバランスがとれ、ことおしゃれにおいては、いい時代になってきたなと思います。

若い人ばかりではありません。中高年の方も、もっともっとおしゃれに気をつかい、脳細胞を刺激し、感覚や感性に磨きをかける必要がありそうです。

それにしても、私は、いつも思います。ともかく健康的で、明るいことが前提だと。そこから生まれる〝いのち〟がはじけるような美しさ、生命力の創りだす「美」こそが、ホンモノの美しさだということです。

ですから、体型やスタイルがどうのこうの、流行がどうのこうの、というのはむしろ二次的な問題といえるでしょう。

女性が、ほんとうに美しく、キレイになるには、まず健康でなければだめ、というのが私の信念です。これは自分の体験から痛感していることですが、まず、健康でないとすべて始まらない、と思うのです。

では、健康であるためにはどうするのか。まず、正しい食事を心がけることです。美しさと健康と食事……美・健・食は、三位一体です。

美容というと、外見の美しさばかりを考えがちですが、じつはこれを内面の美しさが支えないことには、ホンモノの美しさとはならないのです。

前述のように、「ありがとう」という感謝の言葉も、ホンモノの美しさを演出するものの一つです。イキイキとした表情も、美しさを感じさせます。心からの笑顔を見て、いやだなぁと感じる人はいないと思います。笑顔のいい人は、周囲の人たちを幸せな気分にしてくれます。

笑顔は、どんな美容技術にもまさる、最高のメイクアップなのですから。

⦿美しさは「バランス」から

ドレス・アップをした時には、前髪を上げて額を出し、上げた前髪に高さを持たせて、立体的に仕上げる。

このように、ファッションにはバランスが大切です。

ふだんのカジュアルな服なら、洗ったままのナチュラルな、サラッとしたヘアもすてきですが、やはり〝ここ一番〟という時には、それに見合うボリュームのあるヘアにすることが肝心です。その方が、おしゃれな女性としての「格」がぐっと上がります。

いわゆる名流といわれる女性たちは、TPOをわきまえたおしゃれのセンスに長《た》けています。そのことが、大人の女のステイタスを感じさせるのです。

日本人は、このTPOが苦手《にがて》です。海外に行くと、動きやすくするためなのか、慣れないスニーカーやジーンズを身につけて、その町の風景には不調和で、逆に目立っている女性を目にします。

旅行中といえども、その町にふさわしい服装の方がよいのです。

いずれにしても、TPOに合わせ、バランスを考えておしゃれができる人は、センスがいい人なのです。

ところで、自然界のものが美しいのは、バランスがとれているからです。

たとえば、植物の芽がでて、葉や枝がだんだん伸びていく。その葉のつき方や葉序、あるいは枝などには、不思議なバランスがあります。花弁の数や形、色の取り合わせ。航空工学的に見ると、見事に完成された形態をもつ鳥の羽。すばらしい流線型をもつ魚の体……など、自然界は、じつにバランスのとれた美しさに満ちています。

おしゃれも、同じように考えればいいと思います。右左のバランス、トップとボトムのバランス、靴やバッグなど小物とのバランス。そしてヘアとメイクとファッション。この三つのどれが足並みを崩しても、美しいとは言えなくなってしまうからです。

外側だけでなく、内面の美しさにとっても、バランスはとても大切です。

たとえば仕事一筋の人。会社だけが人生で、趣味はゼロ……なんていうタイプの男性は、あまり魅力的ではないですね。同じように女性も、仕事ぶりは有能、だから家事などできなくて当然……なんていうのも、ちょっと魅力半減ですね。

「この人、ほんとうに有能なのかしら」

と思ってしまうのです。

もちろん誰にも得手不得手があります。それでも、

「仕事ができるのだから、他はできなくたっていいんじゃない？」

と、開き直ってしまう女性よりも、何でもバランスよくできるように努力をしている女性の方が、ずっと魅力的だなぁと感じてしまうのです。

⦿緊張感で美しく——効果抜群の「視線化粧」

デビュー当時は、アカ抜けない感じだったタレントさんが、時がたつとともにキレイになっていくのをよく見かけます。

いつも他人に見られていると、その緊張感から、人は美しくなるといいます。これを「視線化粧」といった人がいました。その通りだと思います。きっとこの視線化粧は、多いほどいいんでしょうね。

緊張感といいましたが、これはいい意味で〝意識する〟ことです。人は、注目されることで自信がつき、そしてキレイになるのです。

「売り出したタレントを、スターとして輝かせるには、徹底的にほめることです」

と、芸能プロダクションの社長さんに聞いたことがあります。

ほめられると誰でも嬉しいでしょう。タレントを毎日ほめることによって、彼女にはどんどん自信がつき、みるみるキレイになるというのです。

いつも「キレイだよ」「かわいいね」と言ってくれる人が、まわりにいる人は最高の幸せ者です。その言葉は、何よりの化粧品になるからです。

当然、おしゃれに対する意欲も湧いてくるし、好奇心やチャレンジ精神も高まるし、あれこれ研究するうち、自分なりのおしゃれを工夫して、楽しめるようになるでしょう。

一般の奥様方も同様です。家庭にばかりいて、注目される機会がないと、どうしてもイキイキとした魅力に欠けますし、老けこんでしまいがちです。

やっぱり誰かに見られていると思うと、美しくなる努力もしたくなりますし、必然的におしゃれも上手になってきます。

「子育てに追われ、家事に縛られている身。おしゃれなんて、とても……」

と悲観的に考えずに、ふだん着でも、自分らしい個性を表現できるおしゃれは何だろう、と意識してみましょう。

外出時のヘアは、ふだんのストレート・ヘアのままだと、ちょっと貧相な印象を与えますし、また子供っぽく見えるものです。できれば、ウェーブやふくらみをもたせて、大人っぽく演出した方が、おしゃれとしてはベターです。

たとえば、毛先を指でカールするようにして、ムースやスプレーをつけるだけでも、ずいぶんファッショナブルになります。

また、充分すきほぐして、歩くたびにふわっと揺れるヘアにすると、身も心も軽やかになり、見た目もすこし華やかになるでしょう。同時に、ちょっとキレイになったような気になるものです。ここが大切なのです。

あるいは、ブラッシングした髪を、斜め横でひとまとめにしたら、二本の三つ編《あ》みを作り、それをからませて〝まげ〟風にまとめてみましょう。ピンで止める時に、すこしアンバランスなシルエットに仕上げると、より優雅な感じになります。

メイクでは、ナチュラル・メイクにしたいということで、つい目元や口元の色目を控《ひか》えめにしがちですが、これは逆効果です。若いうちはまだいいでしょう。ですが、ある程度のミセスになると、ファンデーションばかりが目立ち、かえって老《ふ》け顔に見えてしまいますから注意しましょう。

口紅は、筆を使って輪郭をきちんと描くことです。眉も眉山を作るように描きましょう。また、目が小さい人は、アイラインを入れて目元をイキイキとさせます。その方がずっと若々しく見えるからです。

⦿精神性とあなたの美

二十一世紀を迎えて、女性は、その容貌において、とても美しくなりました。また、能力ある女性も、多勢現れてきています。女性の魅力は、とどまるところを知りません。

でも、私は美容家として、これからの時代は、何か別のファクターによる美しさ、たとえば、精神性を伴った美しさなどが、クローズアップされると思います。

美容というのは、表面的に人を美しくするだけが仕事ではありません。

顔のマッサージやボディのお手入れ、ヘア・ケアといった、技術的な面の効果はもちろん絶大です。前述のように、それを受ける前と後では、格段の差があることを、ほとんどの女性は経験されているはずです。

でも、美容によって女性が美しくなっていくのには、決して技術だけではない別の要素があると思うのです。

「美容師というのは、人を幸せにする仕事です」

このような使命感を、私たちはもっています。また母は、

「美容師は、美の天使よ」

といっています。これは熟練した美容師なら、誰でもが実感していることでしょう。

マッサージやブラッシングをしていると、そのスキンシップによって、美容師とお客さまの〝お互いの心が通い合う〟のがわかる、とよくいわれます。前述のような私自身の経験からも、それはよくわかります。

ところが、どこかフィーリングが合わない人から、髪をさわってもらうと、逆に気持ちが落ち着かないのもまた事実です。信頼できる人からなら、髪をブラッシングしてもらうだけでも、ほんとうに気持ちよくなるものです。

フェイシャルでも同じです。優秀なエステティシャンの人なら、心が落ち着くだけでなく、エステティシャンの手とお客さまの肌とがふれあうことで、まるで電気が交流するように、気持ちが通い合って、不思議なことに、お互いが元気になるので不思議です。ですから、心の暖かな、優れた美容師は、イキイキとして魅力的です。

このように、美容にはスキンシップによって、内面的に満たされることの効果が確実にあります。スキンシップが、いかに大切であるかが、これによっても判ります。最近は、アニマル・セラピーといって、動物とのふれあいによって、精神的な障害を癒す方法もありますが、それほどまで「いのちのふれあい」が、求められる時代なのです。

Beauty, Health, Diet

第2章
気軽にハーブを楽しむ

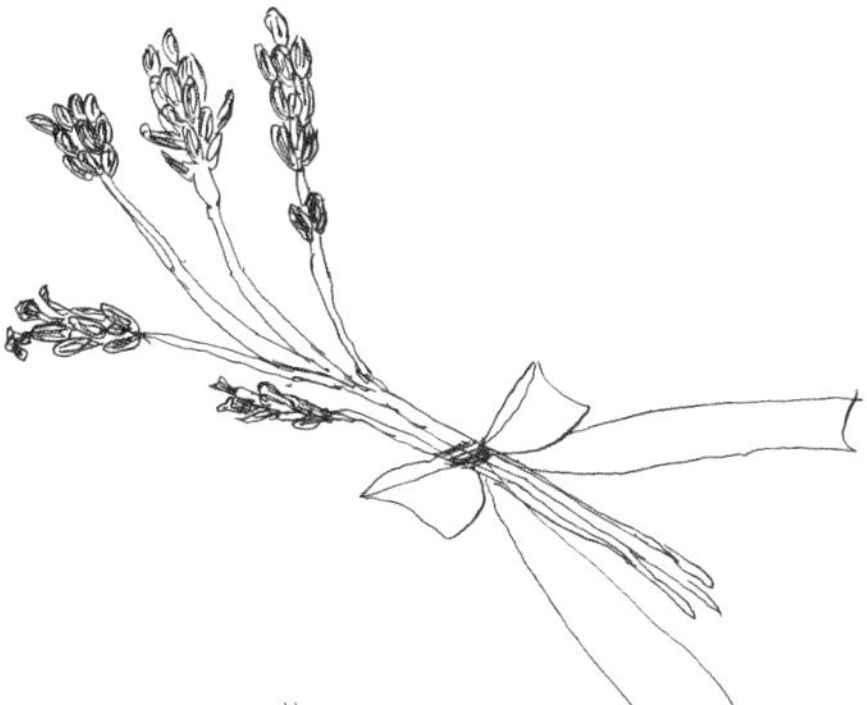

⊙ハーブ園

以前、ハーブの苗を育てていました。

ハーブの栽培をはじめた当時の私は、四十代の後半にさしかかり、更年期の症状に悩まされていました。肉体的にも精神的にも、ひとつの転機でした。

その転機がきっかけとなり、私は「香り」に敏感になりました。当然のように、ハーブの香りも大好きになりました。

というより、からだと心がハーブを必要として、自然に求めるようになったと思えるのです。それまで、土いじりや植木など特に興味はなかったのですが、香りに敏感になるのと時を同じくして、草木や花を見たり、育てたりすることが好きになりました。

その頃から、花屋さんの前を通るたびに、一本ずつ小さなハーブの苗を買い求めてきました。ちょうどウォーキングもはじめた頃でしたので、街を歩く機会も多くなり、ついつい花屋さんが目にとまるようになったのです。

なるべくたくさんの種類を集めたくて、店先に並ぶ二〜三〇〇円の鉢《はち》から一本ずつ、いくつかの種類を買っては、ためてきました。

そんなわけで、四年目には三十種類以上ほどになっていました。

家には、日当たりがよくて風の通りもいいベランダがあったので、買ってきたハーブの鉢は、みんなそこに並べることにしていました。

すると、買った時には小さかった苗が、みるみる大きく成長してきました。特にミントなどは、鉢の中で根づまりしてくるので、そうなったら大地（庭）に放してやりました。すると、びっくりするほど勢いよく茂ってくれました。

ミントは、七月に花をつける多年草です。枯れた翌年、地下茎によってまた芽がふき出し、あるいは種のこぼれた所から芽が出てきました。何もしていないのに、庭の同じ場所に、あれよあれよと思う間に、ミントの芽がいっぱい出てきました。

同じようにして、レモンバームもふえ、庭の一角が、ミントとレモンバームのコーナーになったこともありました。

鉢の場合も同様で、あちこちに落ちたこぼれ種から、新しいミントが芽生えてきます。生命は、こういうふうに続くのですね。

ハーブを育てていると、いろんなことに気づかされました。

ラベンダーの花は、前の年の十二月から、もう固いつぼみの先を、すこしずつふくらませていきました。寒い冬、知らない間にひっそりと、花を咲かせる準備をはじめているわけです。それがゆっくりと熟し、五月になってようやく花が開くのです。

⦿実践で学んだハーブの育て方

ハーブに関して、私はまったくの素人《しろうと》でした。前述のように以前は、土いじりや植木など、まったく興味がなかったのですから。

ところが、前に住んでいた家の庭に、父が丹精こめて育てた植木や、母が大事にしている、果実のなる木々や草花がたくさんありました。

更年期を迎えた私は、自然と葉や花をいつまでも飽きることなく眺めることが多くなり、そのことがとても好きになっていました。庭いじりが大好きだった父の血は、やっぱり私の中に受けつがれていたのかなと思います。

しかし、いざ苗を買ってきても、最初は何もわかりません。まわりにもハーブに詳しい人がいなかったせいで、ハーブの本を一生懸命読んで、後は自分で実践するしかないと思いました。でもそうやって体験するうちに、すこしずつハーブのことがわかってきました。

ハーブが育つには、太陽の光、たっぷりの水、風通しのよさ……この三つが大切な条件です。窓辺においたハーブは、ガラス越しの太陽光のもとでも育ちますが、屋外にあるハーブは、もっとたくましく育ち花をつけます。やはり直接、太陽や風を浴びることで、イキイキとした、ほんらいのハーブらしいハーブになることがわかりました。

ラベンダーは、なかでも気難し屋さんです。でもベランダの、日当たりと風通しが抜群にいい場所に特等席を設け、水をたっぷりとあげていたら、春から夏にかけて、かぐわしい紫の花を咲かせました。

不思議なことに、このラベンダーは、十一月頃に花をつけ、お正月を越して、初夏の五月になってもまだ咲き続けていました。

しかし同時に、これはそう不思議なことでもありません。なぜなら、ハーブに限らず、愛しく思って、愛情を注いで育てると、花や草木はその気持ちに感応して、よく咲いてくれるからです。動物と同じです。

私の場合は、ハーブを特に勉強しているわけでもなく、袋詰めになったハーブを買ってくるわけでもなく、植木として苗から育てること自体が好きなだけです。子育てのように、手で触りながら育てました。身近に一緒に暮らしている、という感覚です。

前述のようにハーブは、風通し、太陽、水。どれかが欠けてもよく育ちません。ですから、鉢が風で横倒しになったりすると、風通しが悪くなり、枯れたりしてしまいます。こまやかな心配りが大切なのです。

⦿ハーブの楽しみ方

ハーブの楽しみ方には、いろいろあります。お茶にしたり、お料理に使ったり、お風呂に入れたり……。でも、私が一番好きなのは、その香りを楽しむことです。

とはいっても、愛情をこめて育てたハーブです。大胆に切ってふんだんに使うのは、かわいそうです。ですから、鉢ごと部屋に入れて、そのほのかな香りを楽しみました。それだけで、もう充分です。

それでも、幸いなことにミントは、ずいぶん増えてくれたので、時々庭から葉をすこしいただいてきて使いました。小さなお皿に入れ、洗面所などに飾ると、さわやかな香りが立ちのぼります。

私はよく製氷器の一マス一マスに、ミントの葉を入れておいて氷をつくりましたが、この氷をコップの水に入れて飲むと、とてもさわやかです。

ミントの花が咲いた時には、下の方から長めに切って、ドライ・フラワーにしました。逆さまにして、風通しのいい室内につるしておくと、もうそれだけで部屋中をいい香りに包んでくれます。

ある年ラベンダーも咲いたので、お天気のいい日の朝、数本切ってやはり部屋につるしておきました。そうすると、梅雨の季節になると、湿った空気の中で、その優しい香りが部屋中にぷーんと漂ってきたのです。そのラベンダーの香りのおかげで、ジメジメした梅雨の間も、さわやかな気分で過ごせました。

からだが、なんとなくだるく感じる梅雨時などは、気分を爽快にしてくれるミントや、リラックスさせてくれるラベンダーの香りがいいでしょう。すっきりとした気持ちにしてくれます。

逆に考えると、ハーブの香りが欲しいなと思う時は、すこしからだが弱っている時だともいえます。体験的に感じたことですが、ハーブの香りには、からだの弱っているところを癒してくれる力があります。

また、ハーバルバスも大好きです。袋入りの「お風呂用ハーブ」がいろいろ売られているので、気にいった香りのものを買ってきて使います。

それを、入浴するすこし前から浴槽《よくそう》に沈めておき、香りをじゅうぶん立たせるようにします。時間に余裕のある時は、お湯の温度をすこしぬるめにして、浴槽につかる時間を長くとると効果的です。湯気と共に立つ香りに包まれると、すっかりリラックスできます。からだは、ぽかぽかと内側から温まるため、汗をかき、新陳代謝《しんちんたいしゃ》がよくなるのです。

ハーブには、それぞれに違う効果があるので、その時々で使い分けてみることです。落ち込んだ時には、さっぱりと爽快にしてくれるハーブを、またイライラしたり、気持ちが高ぶった時は、鎮静効果のあるハーブを選ぶといいでしょう。

⊙ポンパドール夫人の不眠を治したポプリ

香りのいい葉や花を乾燥させ、取り合わせて楽しむ「ポプリ」も大好きです。

香りはもちろん、彩りも楽しめますから、ガラスのびんや陶器の壺《つぼ》など、入れる容器も、選び方で楽しめます。

十八世紀のフランス国王・ルイ十五世の愛妾として、栄華を誇ったポンパドール夫人は、不眠症で悩んでいた時、バラなどの花びらで作ったポプリを寝室に置いてやすむことで、その不眠を解消したといわれています。

華やかで、かぐわしいバラの香りは、女性にとっては永遠の憧れです。バラの香りに包まれて眠りにつく、というとロマンチックですが、じつはこの香りにはとても高い効能があるのです。

バラの香りは、緊張を解きほぐしてリラックスさせ、気分を明るくしてくれます。ストレスを緩和する効果は抜群です。また、女性ホルモンの調子を整える効果があるので、更年期のトラブルや、生理前の緊張などにも、穏やかに作用してくれます。

エジプトの女王クレオパトラが、バラの花を浴槽に入れて入浴したという話は有名です。彼女はバラだけでなく、いろいろな香りを巧みに使って、シーザーをはじめ、男性たちをひきつけていたようです。

またバラには、肌の調子を整える効果もあって、敏感肌や乾燥肌だけでなく、どのようなタイプの肌にも有効です。バラのお風呂が、絶世の美女クレオパトラの美しさに磨きをかけたことでしょう。

バラというと、愛する女性に贈る代表的な花、ということになっていますが、ほんとうはバラには、気分をやわらげ、肌の調子を整える働きがあり、女性の心を虜《とりこ》にするのもよくわかります。

ナポレオンの妻・ジョセフィーヌも、バラが大好きで、バラの原種を栽培したり、改良したりして、バラの文化にずいぶん貢献したようです。

一方ポンパドール夫人は、みずからがスポンサーになって、セーブル磁器を開発・普及させたことで有名です。フランス文化の粋《すい》ともいえる、美しいセーブルには、ポンパドール夫人がお気に入りで作らせた、きれいなバラ色があります。

夢のように美しいバラ色は、フランス的な色合いで、私も大好きな色です。きっとポンパドール夫人は、バラの花のポプリを、そのセーブルの器に入れて寝室に飾り、気持ちのいい眠りについたことでしょう。

ポプリは、しばらく飾っておくと、香りがとんでしまいます。そんな時は、ポプリオイルをふって香りづけをすると、いい香りが再びよみがえります。

⊙日本の暮らしとハーブ

ポプリと同じように、乾燥させたハーブの花や葉を、小さな布の袋につめたものを「サシェ」といいます。

コットンの布を使って、リボンで結んだもの、小さな枕のようなものなど、柄や形はさまざまですが、こちらは持ち歩きができて、身近に香りを感じ、リラックスするのにいいでしょう。

もちろん、他にもいろいろに使えます。タンスやドレッサーの引き出しに入れれば、虫よけにもなります。また、旅行に出て、神経が疲れたり、慣れない環境でなかなか寝つかれない時には、ラベンダーやカモミールなど、気分を落ち着かせてくれるハーブの入ったサシェを枕元に置いてやすむと、安らかな眠りをもたらしてくれます。

じつは、日本の暮らしの中にも、平安の昔から、独自の「香りの文化」がありました。『源氏物語』には、光源氏が部屋の前を歩くと、中にいる女性が誰なのか、顔を見なくても、そこに漂う香りでわかった、という話があります。当時は、着物に香をたきしめていたからです。

十二単《ひとえ》などの着物は、伏籠《ふせご》にかけ、その下に香炉を置き、それぞれ自分の好きな香木《こうぼく》や芳香樹脂をねり香にして、お香をたきしめ（香りを染み込ませ）ます。しばらくそうしておくと、お香《こう》の香りがその着物に移って、たきしめられるというわけです。

光源氏は、香りで女性を見分け（嗅《か》ぎ分け）ました。一人ひとりに、〝その人の香り〟があったようです。それが平安時代の貴族のたしなみだったのです。

現代では、自分の気にいった香水をもち、それを自分の香りとして楽しむ女性が増えました。それもおしゃれで、すてきなことです。でも時には、ハーブのサシェをバッグに忍ばせて、自然な香りを楽しんでみてはどうでしょう。

平安の女性ほど手間をかけずに、タンスの中に入れておいたサシェから、ブラウスに移ったほのかな香りを、漂わせてみるのもいいでしょう。

ところで、最近はハーブ・ティーを飲む方も多いですが、私自身は、体質的にどうも合わないのです。お茶のようにハーブの成分を抽出すると、私にはちょっと強過ぎてしまうのです。

それでも、自分の体験からして、ハーブは香りを楽しむぶんには問題ないですが、ハーブ・ティーについては、体質によって飲む分量などを工夫した方がいいような気がします。

⊙日本のハーブは、水彩的

ハーブというと、「外国のもの」という感じがしますが、前述のように、昔から日本にも、香りのいい香草はたくさんありました。

しそ・しょうが・山椒《さんしょう》・わさびなど、薬味として使われるものは、みなそうです。桜の葉と花も、とてもいい香りがし、桜餅や桜湯などに使われ、親しまれてきました。もちろんこれも一種のハーブです。

しょうぶの葉もそうです。五月五日のお節句に「しょうぶ湯」に入る家庭は、今ではずいぶん減ってしまいましたが、しょうぶをお風呂に浮かべると、その芳香がスーッと漂ってきて、気分も爽やかになります。漢方では、このしょうぶが「健胃薬」として使われますが、確かに胃のあたりがスッキリとするような香りがします。

これらは日本のハーブです。

ものによっては、食べ合わせることで毒消しとなり、健康回復に役立つものもあります。これらは、香りと共に、日本では長く使われてきました。今では、各地に「ハーブ園」ができ、ラベンダーなどの西洋のハーブが多く栽培されています。

ポプリにも、輸入のハーブをブレンドしたものと国産のハーブをブレンドしたものとがあります。

どちらにしても、日本でブレンドしたものは、こってりとしていませんし、さっぱりとした、爽やかな「水彩的」香りがします。私の体験から、湿度の高い日本には、そんな香りが一番ピッタリだと思うのです。

以前、私のハーブ好きを知った知人が、アメリカ旅行のおみやげに、ハーブの香りのする、簞笥《たんす》に敷く紙を買ってきてくれたことがありました。ところが、その知人が、みやげのハーブ紙を車に入れて私の家にくる途中、その香りが強すぎて、着くまでにクラクラと酔っ払ったような気分になった、と話すのでした。それだけ外国のハーブは、香りづけが強いのです。

日本のが「水彩」だとしたら、それは「油絵」の香りとでもいえるでしょうか。アメリカのように乾燥した空気の中では、香りが強くないと、たぶん効果がないのでしょう。それとともに、肉食の国なので、毒消し、匂い消しとなるハーブは、それぐらい強くないと、バランスが取れないと思うのです。

そもそも日本は、気候や風土が「水彩的」な感じがします。そして日本の文化も、同じように水彩的だと思います。着物の柄や、和食の料理などにそれを感じます。雅楽《ががく》や日本画などの芸術もそういえるでしょう。

私自身、日本の水彩的な香りが大好きです。水彩的な日本の風土に生まれ育った私にとって、日本の自然が生んだハーブは、もっともよく合うのだと思います。

⊙タイムは殺菌、ラベンダーはゴキブリ退治

タイムは、料理にもよく使われるポピュラーなハーブです。

ハーブの専門店に行くと、タイムを使った三角形の「靴用」シューズキーパーが売られています。タイムには、消臭や脱臭、殺菌の効果があるのです。

タイムは、私も自分で使ってみて、その意外な効果を大発見した経験があります。昨年、アメリカに行ったのですが、出かける前に、ウォーキング・シューズを一足買いました。アメリカにいた一週間、ずっとその靴を履《は》いていました。

そのシューズは、とても履きやすく、気に入っていましたから、日本に戻った後も、そのシューズばかりを履いていました。

するとある時から、その靴を履くと足先がムズムズとかゆくなってきたのです。いつのまにか、靴の中で水虫菌が繁殖していたのです。

好きな靴なだけに、困ったなあと思い、こまめに太陽に当てて消毒をしていましたが、

あまり効果がないのです。そこでフト思いついて、タイムの靴用ハーブを入れてみたのです。するとその靴を履き続けても、かゆくなることがなくなりました。

ハーブの専門書を見ると、確かにタイムには〝殺菌作用がある〟と書かれています。水虫菌を退治する殺菌効果も、どうやら抜群のようです。

また、ラベンダーではこんな経験があります。

台所のゴキブリ退治にはニンニクがいい、というのを聞いて、実践してみたのですが、あまり効果がなく、困っていた時、ゴキブリにはラベンダーが効《き》く、というのを本で読み、それならと試してみたのです。

台所の暗い隅に、ゴキブリがよく出没する場所がありますね。そこに乾燥させたラベンダーの花を、小皿に山盛りにして、さっそく置いてみたのです。するとどうでしょう！ゴキブリ君たちはその香りが嫌いらしく、みんなすっかり出てこなくなったのです。どこかに逃げてしまったのでしょうか。

また、わが家では、仏壇に毎日ご飯を上げているのですが、ご飯を下げるのがちょっとでも遅くなると、夏はすぐにゴキブリが寄ってきます。ところが、このラベンダーの効用を知って以来、仏壇のご飯のそばにラベンダーを置くようにしたら、ゴキブリが激減しました。

ゴキブリも、ラベンダーの香りが嫌いだったのです。このすごい効果のおかげで、助かりました。

⊙ハーブ、いろいろ

【ラベンダー】

ラベンダーには、単にゴキブリ退治だけでなく、神経を鎮める効果、いわば気持ちを落ち着かせ、リラックスさせる効果もあります。

先日、わが家を訪れた親戚《しんせき》に、お土産にとラベンダーをさしあげたのですが、以来その人は、お宅にそのラベンダーを飾っていたそうです。仕事を終えて家に帰ると、そのラベンダーの香りをかぐ、するとすっかりリラックスし、気分がよくなって、ストレス解消になったというのです。自分の好きな音楽も、一緒に流しているそうです。香りと音楽の両方の効果で、その日のストレスをすっきりと解消しようというわけです。

ラベンダーは、とても心地よい香りですから、部屋中がラベンダーの香りに包まれると嬉しくなります。

ラベンダーはその他に、頭痛などの痛みにも効くし、またヤケドにもよく効きます。その場合はエッセンシャル・オイル（精油）を使うのですが、エッセンシャル・オイルについては、また後ですこし触れます。

【マジョラム】

ピンクや白の愛らしい花を、葉先にいっぱいつけます。春から夏の開花の時期に、よく市販のハーバル・バスを楽しみます。これはリラックス効果が高く、よく眠れます。安眠には、ポプリを枕元に置くのもいいでしょう。

また疲れた時や、肩や首のこり、生理痛などにも効果があります。

その甘くスパイシーな香りは、古くから女性に愛され、中世のヨーロッパでは、女性の香り袋や化粧水に使われ、また小さなブーケとしても親しまれました。さらに神話の時代には、その香りは幸福のシンボルとされ、愛と美の女神ヴィーナスによって創《つく》られたと伝えられます。

【タイム】

殺菌作用があって水虫菌に効く、とは前述の通り。これもさわやかな香りです。シチューなど煮込み料理やマリネなどによく合います。

タイムの名は、ギリシア語で「勇気」を意味します。また、香るという意味をもつ言葉「Thymys」から来ているのですが、いずれにしろ勇気や強さの象徴とされていました。そのため、ローマの戦士たちは、タイムを入れて入浴したというのです。実際この芳《こうば》しい香りは、男性にもとても合うと思います。

［ローズマリー］

葉に独特の強い芳香があり、気分を爽快にしてくれます。葉を乾燥させ、お風呂に入れると、血行がよくなります。

消毒殺菌効果や防虫効果があるので、ポプリにして衣類やリネン類の引き出しに入れておくといいでしょう。またバーベキューの時などに、周囲にまいたり、火にくべたりしておくと、虫を寄せつけないといいます。茎《くき》がわりとしっかりしているので、それをバーベキュー用の串にすると、お料理にもおいしい香りが移ります。

［チコリ］

葉っぱに苦みのある、サラダなどでおなじみのハーブです。解毒作用があるので、肉を食べる時のつけ合わせにはぴったりです。また乾燥させた根を煎《せん》じて飲むと、便通を整えたり利尿効果があるといいます。

このチコリは、旧約聖書の中に「ニガナ」という名前で登場しています。

ちょうど「モーゼの十戒」の頃のことですが、神がエジプト人を裁き、イスラエルの民を守った「過ぎ越しの日」というのがあります。その日に、ニガナと、酵母を入れないパンと小羊を食べなさい、ということが書かれているのです。それを祝って一年に一度、その過ぎ越しの日には、ニガナやそのほかのものを食べるお祭りがあります。

六月ごろになると、枝がはってみるみる丈を伸ばし、一メートル五〇センチくらいに成長します。小さな苗で買ってきたのに、急に大きくなったので、最初の年はびっくりしました。

花がまた独特で、青い花がかわいらしい格好で咲きます。これが不思議なことに、アサガオのように、朝開いたものが昼過ぎにはしぼみ始め、夕方には風船から空気が抜けるように、すっかりしぼんでしまいます。たった半日の、つかの間の命です。

それが毎日毎日、次々に交代しながら、一カ月も咲き続けます。花をそのまま取って、ティータイムにカップに浮かせたりすると、とてもきれいです。

【カレープラント】

これはちょっと珍しいハーブです。名前のとおり、マイルドなカレーそっくりの香りがします。

葉っぱの色みが、ちょっと銀色がかった緑をしていて美しく、ほぼ一年中枯れないので、ガーデンにはよく使われるそうです。また、小さなカラシ色の美しい花が咲きます。もちろん花にもカレーの香りがあります。

ポプリにしても使えますし、ハーブの小さな花束のようにしてもきれいです。また、スープやシチュー、野菜などに、ちょっとカレー風味を添えるものとして使われます。

【ミント】

気分をすっきりさせ、元気にしてくれるのがミントです。

ギリシア神話には、妖精メンタが、恋人の嫉妬深い妻によって、香り高いハーブに変えられてしまったという逸話《いつわ》があります。

ミントには、リンゴの香りがするアップル・ミントをはじめ、パイナップル・ミント、レモン・ミントなど、とてもたくさんの種類があります。私の庭にはペパー・ミント、スペア・ミント、アップル・ミント、ツイスト・ミント、オーデコロン・ミント、ペテロイヤル・ミント、レモン・ミントなど七種類ほどがあって、香りを楽しむことができます。

【レモンバーム】

グリーンの葉っぱなのに、もいでみますとフワッとレモンの香りが漂います。

葉をとってきて洗い、お湯を注いでふたをし、一分ぐらいむらしますと、香りのいいティーとなります。ただし、くれぐれもぐつぐつ煮たりしないでください。成分が強く出すぎて、酔っぱらってしまうからです。

市販のドライ・ハーブを使う時にも、葉の量が少し足りないくらいの程度がちょうどよいと思っていいでしょう。

〔ローマン・カモミール〕

これも気分を落ち着かせ、リラックスさせてくれるので、眠れない時には最適です。お風呂に入れて、ゆっくりバスタイムを過ごすといいでしょう。

このローマン・カモミールは、ローマ時代から入浴剤として、男性が使っていたといいます。

効果としては、肌を白くなめらかにする美容効果に優れています。ですから男性よりも、むしろ女性に嬉しいハーブなのです。日焼けのあとや、かさついた肌には、入浴時に入れると効果的です。

またドライのカモミールを洗面器の中に入れ、熱いお湯を入れてタオルを頭からかぶせて、一分間ほど蒸気を顔に当てるという方法も、効果があります。北欧をはじめヨーロッパの家庭で、行われている方法です。

つけ加えると、生理前の緊張などにも有効です。

【バジル】

食欲をそそる香りです。トマト、オリーブオイル、にんにくとの相性がよく、地中海料理には欠かせませんね。オイルやビネガーにつけておいて、香りを出すのもいいでしょう。お風呂に入れると、気分を爽快にし、元気が出ます。

私もシナモン・バジルを育てたことがありますが、紫色の花の色あいと香りの両方がうっとりするほど美しく、ほんとうに楽しめます。これに対してスィート・バジルは、白い花を咲かせます。冬でもどんどん青い葉を出すので、つぎつぎと摘んで部屋に置き、いつでもいい香りを楽しむことができました。

【フェンネル】

日本名はウイキョウです。消化を助け、胃腸の働きをよくするハーブで、漢方薬としても使われます。

また料理にもよく使われます。

オイルやビネガーに香りを浸出させるほか、細かく刻んでサラダの香りづけにしたり、魚料理に使ったりします。

種にも芳しい香りがあり、ローマ時代の戦士はこれを携帯して、胃腸の働きを整えていたそうです。フェンネル・シードパンといって、この種をパンに焼き込んだりしてもおいしくいただけます。

フローレンス・フェンネルという種類の、セロリのような白い根は、スライスしてサラダとして食べたり、煮込んで食べたりするようです。

⊙ハーブを好きになった理由

私が香りに敏感になったのは、前述のように、四十代の後半になり、更年期となったころでした。

症状が表れたのは、今から十年ほど前のことです。更年期障害は、人によってさまざまな症状がでるのですが、私の場合は、甲状腺の機能の低下から起こるトラブルがあらわれてきました。

やたらと汗が出たり、階段を昇るのがきつく、息切れがするなどの症状がでてきたのです。その時の「何とかしなければ」という思いが、それまでの食生活を大きく見直すきっかけとなりました。

その折りに、知人に勧められて始めたのが、ニンニクを焼いて食べるということでした。ニンニクを一片ずつホイルの上に乗せ、オーブントースターに入れて焼くわけですが、私の場合は、表面がかなり黒くなるくらい、両面とも充分に焼きました。植物性のこげたものは体を温めるので、その効果をねらい、黒焼きにするわけです。それを毎日一、二個食べるようにしたのです。

ニンニクは、無農薬の方が効果があります。作る時は、一度に一週間分くらい焼き、ホイルに包んで冷蔵庫に入れておき、それを一日分ずつとることにします。

このように、ニンニクを食べ始めると、体調がみるみるよくなったのです。ニンニクには、ビタミンB_1の働きを高める働きがありますが、そのせいで、からだのだるさがとれてきて、穏やかな気分になり、精神的にも大きく変わることができたと思います。

ところが、からだの調子がよくなると、香りに敏感になりました。その時からハーブの香りが好きになり、関心を持つようになったのです。そもそも、ニンニクというのはハーブですから、ハーブがハーブを呼んだのだと思います。

ニンニクの焼き方には、前述のようにちょっとコツがあります。表面はおハシで時々加減して、全体が黒こげになるほど焼くのですが、中までカラカラに焼いてしまわないこと。十五分が目安ですが、黒焼きになったら、そのままオーブントースターに三十分ほど置いておき、その余熱で蒸すのがポイントです。

これだと固くならずに、中まで火を通すことができます。それからホイルを外に出して空気にさらし、ニンニクの蒸気や汗をとってから、そのホイルに包んで冷蔵庫に入れておくと、三週間ぐらいもちます。

一度、表面は黒こげでも、中まで蒸《む》していないものを食べたことがありますが、ニンニクのあの強烈な匂いが口の中についてしまって、気持ち悪くなり、大変でした。生や半生状態より、よく蒸したものの方がおいしいですね。

私の場合は、朝食べて、そののち朝食をとりますが、そうするとニンニク臭を気にせず、一日を過ごすことができます。

⊙ニンニクは「魔法」のハーブ

ニンニクを食べると、からだが温まって、とても調子がよくなります。

「劇団いろは」の社長さんは、八十四歳の今も現役で、バリバリと仕事をなさる女性です。私の尊敬する女性の一人なのですが、なぜそんなに健康なのかを伺ったことがあります。するとあ、

「ニンニクを一日おきに二片ずつ食べているから、すごく具合がいいのよ」

とおっしゃるのです。

「ああ、やっぱり同じことをしている人がいるものだな」

と、その時、自信を持ちました。

ニンニクには、何か魔法があるんじゃないかしらと思うほど、いろんな点で効果があります。からだが調子よくなるだけでなく、私の場合は、嗅覚が鋭くなるなど、感性面でも変化がありましたし、リラックスできたため、精神のコンディションも安定しました。

「でも、ニンニクの匂いはどうするのですか？」

とその女性にまた伺いました。すると、

「そんなの自然に消えちゃうから、平気、平気」

と、こともなげにおっしゃるのです。それを聞いて、私もすっかり楽になりました。

私の経験では、匂い消しには抹茶や青汁などの葉緑素がいいようです。クロロフィルの働きがニンニクの匂いを消してくれるのです。

また私の場合、朝食の前にそのニンニクを二片食べ、そのあと野菜や果物中心の朝食を摂《と》るので、それもいいみたいです。ニンニクを食べた後、青野菜や果物をたくさん摂ると〝匂い消しの効果〟があるということは、専門書にも書いてありました。

果物や野菜をたくさん摂った後、ミント入りなどの口臭止め歯磨きで、歯を磨けばもう匂い消しは完璧です。私はさらに、口臭をとるうがい薬でガラガラと口濯《ゆす》ぎをしますから、さっぱり口臭はなくなるという手筈です。

知人のラーメン屋さんに聞いた話では、タクシーの運転手さんは、ニンニクを食べた後の匂い消しに、牛乳を飲むのだそうです。牛乳は、肉の臭みを取るのにも使うくらいですから、ごく一般的な匂い消しの方法といえそうです。

ただ、いくらニンニクに効果があるといっても、やっぱり一日一、二片ぐらいにとどめておいた方がいいようです。以前、多めに食べてしまった時、全身がしびれて、感覚がなくなったことがあります。いくらよくても、多過ぎてはいけないようです。

また一度、すりおろした生のニンニクを口に運んだことがありますが、口の中が火傷《やけど》をしたようにヒリヒリとして、あわてて水を飲んだのですが、よけいにひどくなって大変でした。相当な刺激物なのだと思います。

しかし、ニンニクは匂いの心配があるので、最後の手段と心得てください。体調の好《い》い人は、ニンニクの助けを借りない方が、より自分の生命力が発揮されやすいのです。また、サービス業の人はなるべく朝は避けた方がいいでしょう。どうしても体調のバランスをつけたい時にだけ、夜に食するものと心得て下さい。

⦿ハーバルバスは、目的に合わせて使いましょう

日本人は、大のお風呂好きです。

ゆったりと浴槽につかる習慣は、一日の疲れをとって、心身をリフレッシュするのに、

抜群の効果をもたらします。

そこにハーブの香りを取り入れることで、もっと快適で、ストレス解消の効果のあるバスタイムを過ごすことができるでしょう。

これは、ハーブのお湯につかっていると、その香りが鼻から吸引され、その成分が、脳の緊張をほぐして、活性化してくれるからです。

また同時に、皮膚からも成分が吸収されます。ハーブを楽しむ方法としては、ハーバルバスは、初心者にも手軽にでき、効果的なものです。

バスタイムに向くハーブとその効果を、すこし紹介しましょう。

【カモミール】（カミツレ・菊科）
鎮静効果があるため、眠れない人は就寝前に、ぬるめのカモミール・バスにゆったりとつかりましょう。また、肌を白くなめらかにする〝美容効果〟があります。また、日焼けした肌、かさついた肌にも効果的です。まぶたの腫れや目のまわりのくまには、ハーブの袋を当てるといいでしょう。

【マリーゴールド】（トウキンセンカ・菊科）

肌をくつろがせ、なめらかにします。また、皮膚の浄化や治癒に役立ちます。傷や打ち身などにもよく、静脈瘤《じょうみゃくりゅう》や浮き上がった血管、床ずれなどにも効果があります。

【ローズマリー】（マンネンロウ・しそ科）
血行をよくし、うっ血による痛みを和らげます。筋肉痛やリューマチの痛みにも効果があります。また、皮膚に活力を与え、収斂《しゅうれん》作用があります。
ぼんやりと眠気が覚めない朝のバスタイムに、ローズマリーを使うと、すっきりと気分爽快に一日を始めることができます。また、気分転換したい時にも、時間に余裕がある時は、ローズマリー・バスを試してみてはいかがでしょう。新たな活力を与えてくれます。

【ラベンダー】（しそ科）
香りがリラックスをもたらします。ハーバルバスには、特におすすめのハーブ。消毒作用、鎮静作用にすぐれていて、虫さされや刺し傷、やけどにも効果的です。不眠症にも効果があり、疳《かん》の強い子どもの気分を、やさしく落ち着かせてくれます。

【タイム】（タチジャコウソウ・しそ科）
〝水虫に効く〟ように、殺菌消毒作用にすぐれているので、皮膚の感染を防いでくれます。

また、皮膚を活性化して調子を整え、浸出液をリンスとして使うと、フケの防止にもなります。
また、タイムの香りの成分を吸い込むことで、ぜんそくやのどの痛みにも効果があります。

【レモンバーム】（コウスイハッカ、またはセイヨウヤマハッカ・しそ科）
収斂作用があります。ヨーロッパでは、発作的な神経性の痛みによく使われるそうです。
香りには、憂うつな気分を取り払う効果もあります。

【ローズ】（バラ・ばら科）
ローズは、ローマ時代から広くバス・ハーブとして親しまれてきました。美肌づくりによく、乾燥肌や炎症のある肌、老化して敏感になった肌に効果があります。
また、シワの予防にもなるそうです。バラのお風呂に入っていたというクレオパトラは、きっとこれらローズの効果を知っていたのでしょう。
また、香りが緊張をやわらげ、強壮作用もあります。

⦿エリカの花が生命力をくれた

エリカという花は、春の気配を感じるころ、灌木に小さなピンクの花をいっぱいにつけます。ちょうどその季節に、更年期になりかかったことがあります。それが、ご飯を供《そな》えたり、礼拝をするために仏壇のそばによると、なぜかすっと気持ちがよくなることに、ある時、ふと気がつきました。

たまたまその時、エリカの花の鉢を仏壇のある部屋に飾っていたのですが、そのエリカの花から、酸素がたくさんでていたのです。それも、サーッという音が聞こえるくらい、勢いよく花の気を放散していて、それがとても心地よく、思わず自然の力に感動しました。自然に対する感受性は、年齢とともに豊かになるような気がします。若い時には気がつかなかったことを感じたり、感動したりすることが、最近とても増えてきたからです。

エリカの花が咲く二月頃、外の空気はまだ冷たいのですが、風の中に、春はちゃんと訪れています。〝春を抱いている空気〟とでも言うのでしょうか。一年のうちで、一番感動的な季節だと思います。

そんな時に咲く花が、エリカです。小さいピンクのつぼみが、すずらんのように束になってぶらさがり、それを目にすると、「ああ、春がきたんだなあ」と感動します。私にとって、それは春の訪れを感じさせる花なのです。

花にも「気」があります。花を飾ることで、気分をリラックスさせたり、からだの調子を整えたりするはたらきがあります。

たとえば、桜の花が満開の時、桜の木の下に行くと、そこにいるだけで心地よくなり、ほのぼのとしてなぜか嬉しくなります。あれも、桜の花から放散される成分により、つまり、ベンツアルデヒドという桜の花のエッセンスがあたりに充満し、それを吸うことによって、心地よくなるのでしょう。お花見があれほど楽しく、毎年多くの人が夢中になるのには、そんな理由があるのかもしれません。

桜の花の香りには、ぜんそくを抑え、咳《せき》を止める効果があり、また解毒作用もありますから、二日酔いに効くといわれます。また桜の葉には、胃腸を整える作用もあるそうです。お花見をしながら、桜の下で大きく深呼吸をすると、悪酔いせずにすみそうです。

⊙木や花と心を通わせて

わが家の庭を歩いていて、ふと思ったことがあります。

たとえば、私たちは特に意識せず、ケヤキの木が何本あるな、と思って見ています。でも、本当は樹木もそれぞれ性格が異っているはずです。

人間のように歩けないだけで、生きているのは同じことです。だったら、一本一本に「タロウ」とか「ハナコ」と名前をつけてあげていいのかもしれない、と思ったのです。

楠の木でも、一本一本個性が違う。みんなそれぞれに名前をつけて、話しかけたり、かわいがったりすると、植物というのは、不思議にちゃんと感応してくれるものです。花も同じです。じっと見ていると、花や枝が震えることがあります。細い枝のものほど、動くのがよくわかります。まるで私の心に感応するようにです。

花は、「見られている」ということがわかるのだと思います。確かに反応します。そんな時は、「ああ、みんな生きているんだなあ」と実感します。

ハリウッド株式会社の社員の方に、とても植物好きな方がいます。

ある時、実のなる植物に、音楽を聴かせながら、かわいがって育てていたら、大変な豊作になったそうです。庭の夏ミカンも、愛情を込めて水をやり、世話をしているのですが、毎年、信じられないくらい、甘くてコクのある美味しい実をたくさんつけてくれます。

おかげで毎年、無農薬の夏ミカンを、いつも豊富に頂くことができます。

私の水やりの方法には、祖母ゆずりのちょっとしたコツがあります。それは、ジョウロではなくホースでまくのですが、ホースの口を強くつまんで、水の出口を狭くするやり方です。つまり、自分の指で、水の勢いを調節するのです。そうすると、水が勢いよく飛び出し、ハーブなどの葉についた虫が、全部きれいに落ちてしまうのです。

一度、留守の時に、水やりを人にお願いしたら、ジョウロであげたらしく、くもの巣や虫がついてしまったことがあります。ちょっとしたことですが、このやり方だと、虫がつかなくてすむのです。

植物の中でも、サボテンはかなり感応性が強いようです。

時は遡《さかのぼ》りますが、私が主人とお見合をし、結婚が決まった頃のことです。父が縁日で、五〇〇円ほどのサボテンの鉢を買ってきたのです。

ところが、主人が私の家に遊びに来る時、いつもそのサボテンの花が咲くのです。まるで、主人がやってくるちょうどその日に合わせるように、次々と花が開くのです。

結婚が決まって、家中のみんなが喜びにわき立っていた時期でしたが、この「嬉しい」という気持ちに、サボテンが感応していたようなのです。不思議なことですが、そんなことが実際にありました。

⦿香りを楽しむアロマテラピー

植物の香りの成分であるエッセンシャルオイル（精油）を使った、アロマテラピー（芳香療法）については、前にすこし触れましたが、ここでもすこしつけ加えてみます。

ハーブの専門店には、ラベンダーやローズマリーなどのエッセンシャルオイルの小さなビンが置いてあります。それを買ってきて、私はアロマバスを楽しむこともします。

使い方はごく簡単。エッセンシャルオイルを二、三滴、お風呂に落とすだけで、いい香りがし、リラックスすることができます。アロマバスでは、その時の気分に合わせて、好きな香りのオイルを選べます。

エッセンシャルオイルは、香りの成分だけを抽出した濃縮タイプのハーブですから、普通のハーバルバスより端的な効果があり、目的に合わせて簡単に使い分けできます。

夜、眠れない時にはラベンダーやカモミールなどを使いますし、逆に、低血圧の人などで、朝すっきりと目覚めない時には、ミント系やジャスミンのエッセンシャルオイルを使います。

普通のハーバルバスと違って、エッセンシャルオイルによるアロマバスは、浴槽が汚れませんから、嬉しい限り。

入浴以外では、アロママッサージといって、マッサージオイルをからだに塗る方法もあります。いい香りに包まれ、しかも皮膚から浸透するマッサージ効果もあって心地よく、リラックス度は抜群です。私の家族にも、大変評判がいいようです。香りを嗅《か》ぐだけでなく、その成分が、皮膚を通して吸収されるので、効果がよりダイレクトに得られるのです。

アロママッサージの時には、エッセンシャルオイルを、ベースになる植物油でうすめて使います。実際に行う場合は、使用量は注意書をよく読んでからにして下さい。ホホバオイルやスイートアーモンドオイルなどが一番ポピュラーですが、フェイス用にはキメの細かいピーチカーネルオイルが適しています。私の家では、酸化しにくく扱いやすいホホバオイルを使いますが、それぞれ目的や好みがありますから、お店の方に相談してみるといいでしょう。

他に、香りを楽しむための専用の香炉もあります。アロマポットといって、陶器の壺の上が皿のようになっていて、そこに水とエッセンシャルオイル四、五滴を入れ、下からキャンドルをともします。その熱でオイルが揮発するとともに、部屋中にいい香りが立ちのぼります。

かぜをひいた時、カップや洗面器に熱湯を入れ、そこにオイルを数滴加え、その香りを吸うと効果があります。その時には、殺菌や消炎、鎮静作用のあるユーカリやラベンダーが効果的です。

また子供にニキビができた時、ティートリーのエッセンシャルオイルをほんのすこしニキビにつけたら、すぐに治ってしまいました。ティートリーは、免疫力を強くする効果が高く、また消炎・抗菌作用もあるので、やはりカゼの時にもおすすめします。

Beauty, Health, Diet

第3章
人はなぜ「おしゃれ」をするのか

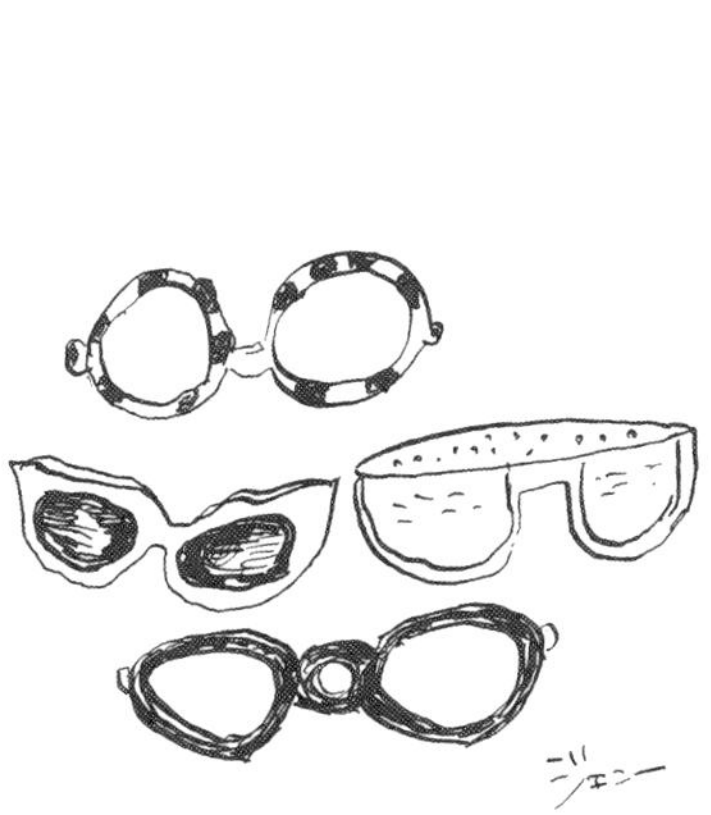

⊙新しい「美しさ」の時代

最近は、男性向けのファッションも注目されるようになりました。

メンズのファッションショーも盛んです。特に若い人は、細面の美形の顔がふえ、体型もスラッとして、足が長くなりました。そして何よりセンスがいい。あの子たちには、もう「かなわない」という感じです。

おしゃれというのは、平和のシンボル。

女性も男性もキレイになる、というのは平和な時代だということです。戦争があれば、おしゃれどころではないでしょう。

今は、その人らしい魅力を出す、自分自身を最高の形で生かす、という時代です。

美容も同じです。美しさは、イコールその人の生き方です。

ですから美容師の仕事は重大です。彼女は、その人その人にあった魅力をキャッチし、最大限に引き出すために、的確なアドバイスをします。

美容というと、今まではたとえば、三角形の顔型なら、その三角形をどのようにカバーして、理想的な顔だちに見せるか、という考え方でした。

ところが今は、逆の考え方です。三角形の顔型は、魅力的なのです。チャーミングで、賢そうな感じがするからです。その三角形の魅力を引き出すことが、美容師の最大の仕事ということができます。

今は、仕事や立場に応じた〝その人らしい〟おしゃれを楽しむ時代です。

たとえば、洋服を着ている時は、やはり立体的なメイクが合います。仕事で重要な会議があるような時、ビシッときめたファッションに、キリリとしたメイクにすれば、自分の気持ちもひきしまります。

正装した時には、ヘアにもボリュームを持たせた方が魅力的です。額から上の髪は、顔の四分の一の高さのヘアを作るだけで、立派に見えるものです。

また着物の時には、襟足の美しさを強調すると、和装が一段と引き立ちます。

美しくなるとは、自分をその場その場でどれだけ演出して、ステキに見せるかということなのですから。

◉風土や四季に合ったおしゃれ

おしゃれには、春夏秋冬、四季に合ったおしゃれが大切です。

食事と同じように、おしゃれも自然の流れにあったものが理想的です。

春は、生命が土中から地上に顔をだす季節。従って、上に伸びるような感じのおしゃれを心がけましょう。色は、華やかなブルーやピンクなどがふさわしいでしょう。ヘアやメイクも華やいだ雰囲気が合います。

夏は、とにかく暑いので、かえって強烈な黄色や赤のような原色を使うと、とても魅力的になります。その一方で、水色のような涼しい色を使うのも、いかにも涼しげでいいものです。

秋になると、柿が実り、木々は枯れ葉色になるため、オレンジ系や紫系、茶色系統などがよく合います。

そして冬には、暖色がいいですね。あるいは、雪を想わせるホワイトも魅力的です。

そんなふうに、自然と対応させることで、おしゃれも、より自然な形で美しく映えるでしょう。

また、日本の〝風土に合った色〟というのもあります。

ある時、ハワイのおみやげで、鮮やかな緑のブラウスを頂いたことがありました。ハワイの太陽や空気の下でなら、その濃い緑はすてきでしょうが、日本では強烈すぎて、どうしても着られなかったのです。

香港の方にオーダーで作ってもらった洋服も同じでした。同じピンクでも、日本人が好むピンクとは全然違う、華やかなショッキングピンクなのです。舞台でなら着られるけれど、と感じるほど派手なものでした。

その土地で生まれた色は、太陽の光や空気の温度など、その土地の気候風土の中にあってこそ、生かされるものなのです。

同じアメリカでも、ロサンゼルスでは、トロピカルフルーツのようにカラフルな原色が似合いますが、ニューヨークになると、白と黒のモノトーンがよく合いますね。ビルを背景とした大人の街・ニューヨークには、モノトーンが似合うのです。

数年前、秋篠宮妃・紀子様のご成婚を記念して、代々天皇家の十二単《ひとえ》を創っていらした高倉家の展示会で、平安時代から伝わる十二単を拝見したことがあります。その色使いのすばらしさには驚きました。春は浅葱《あさぎ》色や萌葱《もえぎ》色、秋は柿や紅葉の色と、どれも四季の草花のエッセンスからとった、美しく自然な色でした。軽やかで、品のよい色なのです。

染料はすべて紅花など自然のものですが、そのような草木染めの色の組み合わせがまた、繊細で美しいのです。目的によって、様々な色が使われていますが、総じて水彩的な、脂っこさのない色こそが、日本の風土が生み出した色といえるでしょう。

⊙おしゃれの固定観念をはずして

私自身の一番好きな色はピンクです。

幼い頃、母がよく着ていた、日本人離れした美しいピンクのブラウスやワンピースにつながることから、もともと好きな色でしたが、最近は特に、ピンクっていいなあ、とますます思うようになりました。

ピンクという色には、やさしさや夢といった、どこか愛情の豊かなイメージを感じます。紫がかったピンクに、淡いピンク。どんなピンクも好きですが、こういう色を着ると、気分がパッと明るくなり、その日一日がハツラツとしてきます。

年をとると、どうしても枯れたイメージがあり、茶色っぽい服を選びがちです。しかし、年をとったら、むしろピンクや赤のような、きれいな明るい色を着るのはいかがでしょうか。

日本人は、「年寄りは、地味」という固定観念が強すぎるのです。欧米のお年寄りは、銀髪にきれいなピンクの服を合わせたりして、装《よそお》いがとてもおしゃれです。日本のお年寄りも、もっとピンクや赤などの華やかな美しい色を着てみたらいいと思います。すると、なごやかで、ちょっと自由な気分になります。見た目にも、そっちの方が可愛いらしくてステキです。

今日から、シワくちゃおばあちゃんから、可愛いらしいおばあちゃんへと、思い切って変身してみてはどうでしょう。

私の家の近所にも、そんな可愛いらしいハイミセスがいます。真っ白な髪を頭のてっぺんで〝おだんご〟にして、いつもピンクや赤の、センスのいい服を着ているのです。メイクもうまいのです。そしてどんな時に会っても、楽しそうな雰囲気なのです。

「いいなあ。すてきだなあ」

と、姿を拝見するたびに思います。ほんとうにステキなおしゃれとは、見ているこちらが、明るい気持ちになれるものです。

また逆に、十代から二十代の男の子が、ピンクのシャツをカジュアルに着こなしているのを見ると、すなおに「カッコいいなあ」と思います。

性別や年齢で、色やデザインを限定するのは、もうナンセンスです。年齢相応の色をとか、この色は「もうこの歳には合わない」ということは、ないような気がします。意外に自分で勝手に決めつけていることが多いものです。

二十一世紀を迎えた今は、時代の変わり目です。

流行とは、「これがいい」という気分が、内側から促されるものです。しかし、時代の風に促され、ファッションや流行も、変化の時期を迎えようとしています。

⊙個性の演出

ピンクが好きといっても、私もつい六、七年ほど前までは、着る服の色は、白と黒だけでした。モノトーンのファッションが好きで、十年間ほど、ずっとそれで通してきました。黒はとても洒落た色です。黒は好きでしたが、その当時、生活が子育て中心の時期だったため、地味な色の方が、自分の気持ちには合うような感じでした。

ところが、いろいろな場所に赴いて仕事をする時、もっと明るい色を着た方がいいのかもしれない、と考えるようになりました。以来、仕事の時には、赤のような明るい色を努めて着るようになりました。

もちろん、大好きなピンクもよく着ます。明るい色は、着ていると確かに刺激になって、気持ちに華やぎやハリを持たせてくれます。

また、黒を着る時には、モノトーンにならないように気を遣っています。例えば、ポケットチーフに、きれいな赤を使うなどして、ポイントにするのです。黒でも使いようで、アクセント・カラーをピリッときかせると、華やかさを演出できるのです。

でもプライベートの時は、一転してコットンの白いブラウスと、黒いスカートというスタイルが好きです。特に、白い木綿のブラウスは大好きで、気分が落ち着き、リラックスします。

自然の素材は、やっぱり気楽で着心地いいですね。特に木綿素材は、着ていて一番、健康にいいような気がします。食事でも自然食を実践しているせいで、からだが敏感になるのか、そういう自然素材を身につけると、からだに心地よいのがわかります。

南麻布にお気に入りのブティックがあり、プライベートで着る白いコットンのブラウスやスカートなどは、いつもそこで購入します。そこは外国人の常連客が多いのですが、シンプルなデザインと、質のいいコットン素材を使い、カジュアルだけどセンスのいい、洒落たものが揃っています。

Tシャツなども、シンプルですが、ちょっと他にないような、おしゃれなものが揃っているので、すっかり気に入っています。そうした自分の好みの店を、一軒でも見つけることです。おしゃれは個性の演出ですから、自分の個性に合うブランドや、信頼のおけるお店を見つけることは、大切なことです。

⦿宗教儀式からはじまった化粧の歴史

美しさの基準は、時代によってずいぶん変わってきました。

私は、三十代半ばを過ぎてから、美容史について専門に研究し、美容学校でも教えてきました。その国ごと、その時代ごとに、魅力的なファッション・リーダーがいるものです。彼女たちは、その時代、その時代の社会状況を反映しながら、おしゃれや美しさの基準を、変化させていきました。調べれば調べるほど、奥が深く、おもしろい研究なのです。

そうした美容の歴史の中から、興味深いお話をいくつかご紹介します。

まず、日本の美容史上、最初の輝けるファッション・リーダーは、卑弥呼《ひみこ》ではないかと思います。西暦で紀元二〇〇年頃生まれたといわれる卑弥呼は、幼い頃から「鬼道を操る」つまり、超能力をもつ女性だったようです。神の声を聞き、占いを行ったといいます。争いの絶えなかった邪馬台国は、彼女を女王として迎え入れることで、争乱が治まったといいます。

卑弥呼は巫女《みこ》でした。赤い衣服を身にまとっていたという説もあります。アイシャドウのように目の縁を赤く化粧していたと思われます。赤は太陽の色であり、燃える火の色、血液の色でもあります。

当時、生命の象徴である太陽は、神と崇められていましたから、その信仰の対象と同じ赤い色を身につけたのではないでしょうか。この赤は同時に、魔力から自分の身を守る魔よけの色でもあったようです。

これによると、人類における最初のお化粧は、宗教的な意図からはじまったと見ることができます。

さて、卑弥呼が生きたのは弥生時代です。弥生時代とその後の古墳時代までは、化粧をするのは、男性の方が圧倒的に多かったようです。また、社会的地位の低い人が化粧をしたらしいのですが、例外的に、巫女などの神に仕える聖職者が、神聖な肉体へと変貌するためにも化粧をしました。

さてこの時代のヘアは、長い髪を自然に左右に分けて垂《た》らす、いわゆる垂れ髪で、卑弥呼はみずからのヘアに、巫女の印である白や赤の〝はちまき〟をしめていました。はちまきには、頭をしめることによって、精神統一をする働きがあったのかもしれません。

この当時、服はまだ、袋に〝首を通す穴〟を開けただけの貫頭衣でした。そして首には、動物の牙やヒスイ・コハク・メノウなどでできた玉飾りをかけていたと言われています。

これはアクセサリーの原型でしょうが、呪術的な意味合いが強く、呪いをさける魔よけのためにあったようです。特に勾玉（まがたま。まがは「本当の」、たまは「魂」の意）という、動物の牙の形に似た、独特の曲がりのある飾り珠は、古代人が牙のもつ呪力を信じることから、特に好まれたといいます。

⊙天平美人は、健康的でおおらか

続く飛鳥・天平の時代と、その後の平安時代は好対照です。美容史的に見ると興味深い時代ではあります。

天平時代の日本は、中国の唐や韓国の文化を模倣していた時代です。唐というと楊貴妃《ようきひ》のいた時代です。大陸風の文化の影響をたくさん受けたこの当時、女性の顔にも、ある傾向がありました。それは大陸風の顔でした。おおらかで、健康的な顔が、美しいとされていました。

当時の建築を見ると、円柱が高く、採光にすぐれていました。ということは、日の光が家屋の中にまで入ってきて、顔がよく見えたのです。するとどうしても、健康的で明るいメイクが流行るわけです。

この頃生まれた万葉集は、おおらかで明るい歌が特徴的でしたが、メイクもまた健康色を強調したものだったのです。

メイクのポイントは、頬を豊かに広く見せることでした。いわば横に広がる膨張メイクです。頬に膨張色の黄赤を塗り、眉もダイナミックに描いて、顔の幅を強調しました。

眉は、当時、蛾の触角が美しいとされ、それに似せて形を整えた「蛾眉《がび》」が好まれました。豊かな頬と「蛾眉」。これが天平の貴族女性の美人の基準だったのです。

蛾眉は、まず眉の上側のへりを毛抜きで抜いて整え、鮮やかな半月形のカーブになるよう、上へりを描きます。このように上へりをしっかり描いて眉墨を塗り、下の方はぼかすようにします。この影響から、日本では昔から眉をそる時、上はそっても下はそらない、という習わしがあります。

また、この時代には「花鈿《かでん》」と「靨鈿《ようでん》」がありました。「花鈿」は、眉間に鮮緑の点をつけたもので、「靨鈿」は、口の両側に紅い点をつけたものです。いずれも中国から伝わったものです。

飛鳥・天平時代は、おおらかなロマンの息吹が感じられるので、私にとっては、憧れの時代なのです。いつか奈良の地を訪れ、じっくりとこの時代に浸ってみたいと思っています。

⊙平安女性のトータルファッションは

さて、飛鳥・天平が、明るく健康的であるのに対し、平安時代は対照的で、「不健康な時代」でした。

平安は、日本独自の国風文化が芽生えた時代でした。家屋は低い木造で、軒が深く突きでている入母屋式が普通です。そのため、家の中にはあまり日の光が入らず、薄暗い状態でした。

そのようすは、『源氏物語絵巻』などからも窺《うかが》い知れると思います。そのような環境ですから、貴族の女性が、せっかくキレイに化粧をしても、暗くてよく見えなかったと思います。ですから、暗がりでもキレイに見えるように、顔の白粉を、濃い目にぬりつけるような化粧が流行ったのだと思います。

白粉は、平安時代より以前に、唐から日本に渡ってきました。

材料には、水銀系の白粉であるハラヤや、酸化鉛系の白粉のハフニが使われていました。当時はまだ、乳液などがなかったので、それらを水で溶いて、ハケで白く顔にぬっていました。

この時代、女性は、奥ゆかしさとはじらいを表現するために、いつも大きな扇子をもっていました。

また、当時なぜ、十二単が生まれたかというと、それは美しく着飾るためだけではなく、当時の気候に関係があります。当時は、地球規模で寒冷期を迎え、あのくらい着込まないと寒くていられなかったようです。

寒冷な気候で、作物もあまり実らず、貴族といえど栄養失調で、三十代、四十代が平均寿命だったといいます。まさしく〝不健康な時代〟だったということができます。またそれに追い打ちをかけるように、富士山が噴火し、天変地異が多発した時代だったのです。

さて、そのように厚くぬった白い顔を引き立てるために、女性たちは黒髪を長くのばして顔を縁どり、お歯黒をしていました。

髪も長いほど美人とされ、五メートルもの長い髪を誇る女性がいたという話があります。実際には〝かもじ〟で長さを足していました。中宮が牛車《ぎっしゃ》でおでかけになる時、あまり髪が長いので、牛車に乗っても髪先はまだ家屋の柱のたもとに残っていた、という記事が遺《のこ》っています。髪は美人の条件であり、女性にとって非常に大切なものでした。

この時代、お歯黒は、原料に鉄が使われ、鉄漿《かね》とか、鉄漿つけとかともいいます。それで歯が黒く染まるのです。これには虫歯予防の効果があり、お歯黒をしている人は、虫歯がなかったようです。

お歯黒は、後世の江戸時代になると、結婚した女性がするものとなります。黒い歯には、妖艶な魅力があるとされました。また、既婚かどうかもそれで判断できました。

また眉は、顔の白さを強調するために、全部引き抜かれ、額に人工的な別の眉が描かれました。もちろんこれは、身分の高い女性のおしゃれでした。この眉の引き方は、年齢や階級によって微妙に違いがあったようです。

若い女性は、茫眉《ぼうまゆ》といって、眉墨で点のような眉をつけ、左右を引っ張って両端をぼかしました。お雛さまの額についている、ボタンのような眉がそれです。ところが高年齢者は、一本の棒のような一文字眉を引いていたのです。

⊙平安時代に生まれた、香りの装い

平安時代には、爪化粧も行われていました。

爪に塗る紅の原料には、ホウセンカの花が使われていました。花びらをつぶして発酵させ、にじみでた液を爪に塗って磨くのです。これを何度も繰り返すと、水につけても、一週間はとれなかったといいます。

長い十二単の袖から、チラリとのぞく爪化粧の赤い色は、さぞや魅力的だったと思います。

さて、この時代に忘れてならないものが、香りの化粧です。伏籠《ふせご》といって、十二単などの衣服の下に置いて、香りをたきしめたのです。

前述のように通常、衣服の下から香をたきしめ、香りを衣服に移します。香りが薄れると、そのつどたき直していました。つまり常に香りが薫っていたのです。そしてこの香りのために、顔を見なくても、その香りのもち主である女性が誰なのか、わかったといいます。当時は、竜脳や樟脳、白檀などのさわやかな香りが、好まれていたようです。

前述のように、日本の風土に合う香りは、色と同じく水彩的な感じがします。日本の自然が作りだしたハーブも、さくら、くちなし、みつば、しそなど、さわやかな、水彩的な香りのものばかりです。

さて香りの文化は、貴族社会の中で生まれましたが、武家社会になっても、その伝統は受け継がれました。

戦国時代の武将の中でも、今川義元は、母親が京都の公家の出身でした。それで貴族文化を受け継ぎ、戦さの時には〝お化粧〟をして出陣したそうです。

カブトの内の顔は、眉墨とお歯黒をつけて化粧をし、カブトにお香をたきしめて出陣したといいます。たとえ敵に討たれて、首を切られるようなことがあっても、見苦しくない姿でいることが、武士のたしなみでした。

それにしても、平安の女性たちが、自分の香りをもつことを、たしなみとしていたことは、興味深いことです。

香りは最高のおしゃれです。仄《ほの》かにその人らしい香りを漂わせることは、雰囲気作りや魅力になるのです。

いい香りは間脳を刺激して、記憶力や集中力を高めます。また食欲も増進し、健康のもとにもなるのです。

⊙映画で見るファッション・美容の歴史

私が美容史の研究を始めて、二十年が経ちました。ライフワークである自然食の研究とは別に、今やこれも第二のライフワークになりつつあります。

もともとは、化粧史の著名な研究家の方のいらっしゃる学会で学び始めたものです。そのかたわら、自分なりに研究を重ね、雑誌の連載に自分なりの考えを発表してきました。

美容学校で「美容の歴史」を教える時は、映画やビデオの抜粋シーンを使い、それぞれの時代のファッションやヘア、メイクについて講義します。こういう授業は、できるだけ目で見て実感した方がいいと思うからです。

ある時、西洋近世の歴史から、ロココ時代、ナポレオン時代、ロマンチック時代、フランスの第二帝政時代、イギリスのヴィクトリア朝期という五つの時代をピックアップしてみました。

ロココ時代を描いたのは『アマデウス』。天才音楽家のモーツアルトと、彼をライバル視する同時代の音楽家サリエリとの確執を描いた映画です。ちょうど時代は十八世紀、マリー・アントワネットのころです。

名場面であるパーティーのシーンから、華やかなロココ時代のファッションや、当時のかつらの流行、髪粉の使い方などがよくわかります。

ナポレオン時代は、名作『ワーテルロー』。宮殿で踊っているシーンでは、ナポレオン時代のエンパイア・スタイルや、前時代より髪型が小さくなった様子を見ることができます。

フランスの第二帝政時代のファッションは、アメリカの南北戦争のころがより近いファッションです。ここでは『風と共に去りぬ』を選びました。ヴィヴィアン・リー扮するスカーレット・オハラは、細いウエストに広がったクリノリンというスカートが印象的でした。イギリスのヴィクトリア朝期の代表には、イギリスBBC放送と日本のNHKが合作で作った『ジンジャー・ツリー』という作品です。

明治時代に、日本の将校と結婚したイギリス人女性の伝記で、その女性が身につけていた洋装と、それがどのように日本に入ってきたのかを知る上で、大変参考になりました。

私は中学・高校・短大時代と、演劇にのめり込んでいました。自分が舞台に立って演じるだけでなく、演劇鑑賞もまた大好きで、数多くの舞台を見て回っていました。この関係で、映画も大好きになり、暇があると映画館に通ったものです。何百本見たのか忘れましたが、「映画の評論家になりたい」と思うほど、情熱を傾けていました。

それが今、こうして美容史の講義に役立つことになるとは、当時思ってもみませんでした。今のところ、美容史の目で見る教材にできる映画作品のストックは、二〇〇本ぐらいですが、これも映画好きの賜物と、心の中で納得しています。

⊙ファッション・リーダー、ポンパドール夫人の髪型

第2章でも少し触れましたが、ルイ十五世の愛妾だったポンパドール夫人は、十八世紀フランス宮廷文化における、華やかなファッション・リーダーの一人でした。

持ち前の美貌と才気で、あふれる魅力を湛えていたポンパドール夫人でしたが、また野心家としても名を馳せました。ルイ十五世が、いつもフォンテーヌ・ブローの森に狩りに出かけることを知ると、彼の目にとまるように、森に馬車を走らせていたといいます。夫も子供もある身でしたが、そのような努力のかいあって、王の目にとまり、愛妾として迎え入れられました。

愛妾になった彼女は、「公爵」の称号を与えられました。「公爵ポンパドール夫人」の誕生です。

彼女は頭が非常によく、どうすれば人を引きつけることができるか、ということをよく知っていた人でした。また、自分を冷静に見ることにすぐれ、まだ二十代のうちに愛妾の身を引退したのです。

その後は、ルイ十五世の後見役として、政治や文化に貢献しました。王自身も、彼女のアドバイスを頼りにしていたようです。

さて、そのポンパドール夫人の文化貢献ですが、有名なところでは、美しいセーブル磁器の発展への貢献があげられます。そしてもう一つの貢献が、当時のファッションの流行を次々とリードしていたことです。

彼女の肖像画にもありますが、首にかけたリボンを後ろで結び、横の方にバラの花をつけたスタイルは、その頃のファッションで、とても優雅ですてきです。

「ポンパドール」の名のついたヘアスタイルは今でも残っていますね。ただ、もともと彼女が始めたスタイルは、今あるような、サイドの髪をふわりと大きく持ち上げたものとは違い、「小さなポンパドール」と呼ばれるものです。これは、別名〝横笛〟とも呼ばれるもので、小さなロールで幾筋にも分けた髪を巻いたものですが、彼女自身は今に残るポンパドールスタイル（「大きなポンパドール」と呼ばれるもの）を始めたわけではありません。

「大きなポンパドール」は、十九世紀末のヨーロッパで流行したスタイルですが、明治時代の日本でも、「二百三高地」の名で同じようなスタイルが流行っています。日露戦争の戦場となった小高い丘に似た髪型だということで、その名がついたそうですが、そうしたボリュームのあるヘア・スタイルが、当時世界中で流行していたのです。

⊙クレオパトラやジャクリーヌの魅力

そのポンパドール夫人は、不眠症に悩まされ、安らかな眠りを得ようと、前述のようにバラの花のポプリを愛用していました。それを自分が開発させたセーブル磁器の壺にたくさん入れ、枕のそばに置いて寝《やす》んでいたようです。

同じくバラの花が大好きだった女性に、ナポレオンの妻ジョセフィーヌがいます。彼女は、原種のバラからいろいろな改良種を作ったとされています。

ナポレオンもジョセフィーヌも、十九世紀の人です。ですから、十八世紀のポンパドール夫人が愛用していたバラは、まだ原種だったということになります。しかしその花は、とても小さいけれども、香りの強いものでした。それを乾燥させたポプリは、とても香り高く、効果も優れていたと思います。

ポンパドール夫人同様、ファッション・リーダーとなるような女性は、ただ美しいだけでなく、頭がよく、話術に長《た》け、人の気をそらさない魅力があったようです。

たとえば有名な古代エジプトの女王、クレオパトラがそうです。

彼女は、ローマの独裁者シーザーの愛人となり、後にはアントニウスと結婚して専制支配をもくろんだほどの、才気と行動力にあふれた女性でした。

しかし彼女は、じつはエジプト人ではなく、マケドニア人だったようです。「クレオパトラの鼻がもう少し低かったら、世界の歴史は変わっていただろう」と、後にパスカルは言いましたが、一方で、いわゆる「絶世の美女」ではなかったという説もあります。それでも、人の心を捉えて離さない、才気と魅力があり、名だたる男たちを虜《とりこ》にしてきたと思います。

また、フランス革命で処刑されたルイ十六世の王妃、マリー・アントワネットも、大変な美人というよりも、会話で人の気をそらさない〝頭の良さ〟が魅力だったといわれています。

ジョン・F・ケネディ大統領の妻だった、ジャクリーヌもそうです。人の話を聞くのがうまく、また声のきれいな人だったといいます。彼女も、人の心をつかむことに、抜群の才能をもっていたようです。

ファッション・リーダーが、美の基準を決定してしまうこともあります。

たとえば、中国の楊貴妃は、一説にはふくよかな人で、そのためにしばらくは〝太った人が美人である〟と認識されるようになったのです。日本の天平時代は、この頃の中国（唐）の影響を受けていたため、正倉院の「鳥毛立女屏風」に見られるように、天平美人というと〝ふくよかな女性〟であったようです。

楊貴妃より以前には、〝やせた人が美人だ〟とされていた時代もありました。今の日本も、以前のような、やせた女性礼讃の風潮も過ぎ、ふくよかなボディラインの魅力が再認識されつつあります。

こうした美意識の移り変わりは、歴史と共に連綿と続いているのです。

⦿カトリーヌ・ド・メディシスとノストラダムス

もう一人、ファッション・リーダーとまではいきませんが、化粧史に名を残した女性を紹介します。カトリーヌ・ド・メディシスです。

カトリーヌは、十六世紀、イタリアのメディチ家から、フランス王アンリ二世のもとに嫁入りをしました。当時、まだ何もない田舎だったフランスに、カトリーヌは、メディチ家の財宝と共にさまざまな文化を持ち込みました。

たとえば、カトリーヌが香水の調合師を一緒に連れてきたことで、香水の文化がフランスに伝えられました。この調合士は、香水と同時に、毒薬の調合も行っていました。

この当時、手袋に毒をぬっておいて、握手の時相手の手を握ることによって毒がまわる、という暗殺方法がはやりました。これもイタリアから持ち込まれたものです。

もちろんそんな物騒なものばかりではありません。カトリーヌは料理人も連れてきました。これがフランス料理の発展に貢献しました。シャーベットやアイスクリームは、その頃イタリアからフランスにもたらされたものです。

カトリーヌは決して美人ではなく、どちらかというと器量のあまりよくない女性でした。しかし政略結婚で連れてこられたフランスの国に、文化の隆興をもたらしたのです。

ちょうどカトリーヌと同時期のフランスで、カトリーヌの化粧法を発明した人がいました。あの「大予言」で有名なノストラダムスでした。

南仏の町サン・レミ・ド・プロヴァンスで生まれたノストラダムスは、医師であり、占星術師であると同時に、発明家でもありました。果物を煮詰めたものがペクチンで固まる性質を利用して、ジャムの瓶詰を最初に考案したのも彼だったといわれます。

ノストラダムスの発明したカトリーヌのお化粧は、顔に一センチくらいの厚さでぬるもので、当時のイギリス女王、エリザベス一世もこの厚ぬりのお化粧をしていました。が、あまりに真っ白（や真っ赤）にぬるので、まるで油絵のようで、顔の表情がよくわからなかったようです。

ノストラダムスはまた、独自の化粧水も作っていました。それは月夜の晩の井戸水を汲んで、そこに卵を混ぜて……というような類の、まるで魔法を思わせるような製法のものでした。まるで錬金術師のようです。

カトリーヌはノストラダムスの占星術を頼っていましたから、二人はなかり交流があったようです。

⦿「本物を見る」ことがセンスを磨く秘訣

センスを磨くには、いつも「いいもの」を見ることが大切です。つまり、本物を見ることです。できるだけ、「一流」と接する経験を数多くもつことです。

母は、帝国ホテルや箱根の富士屋ホテルなどに、しばしば子供の私たちを連れて行き、そこで洋食のマナーを教えてくれました。……スープを絶対に音をたてずに飲むというマナーや、ナイフ・フォークの使い方などを教えながら、同時にそうした一流の場所の〝雰囲気〟というものを、肌で感じさせてくれたのです。

将来、子供が大きくなって、いつどのような場所に出席しても、怖《お》じ気《け》づいたりしないように、小さいうちから訓練しておこう、というのが母の考えでした。

というのは、母自身、若い時に緊張した経験があるからです。

しかし同時に、いろいろな方々との出会いも、母は経験させてくれました。

また、芸術などに関しても、小学生の頃から、母は私に、とにかく一流のものばかりを見せてくれました。

特に演劇や絵画、映画などをたくさん観た経験が、今になって、美容史の研究やいろいろな方面で、大変役に立っています。母のお蔭と感謝しています。

⦿ハリウッド美容室の原点

父が尊敬していた人物に、元・立教大学教授のポール・ラッシュ先生がいます。戦後、アメリカのマッカーサー将軍の補佐として、当時の日本の再建に尽力された立役者であり、長野県の清里に町を興し、またアメリカンフットボールを日本に初めて紹介されたのもこの方です。ラッシュ先生は、

「一流の人となりなさい。そのために最善を尽くしなさい」

という言葉を残されています。何ごとにもベストを尽くし、一流のものに接し、一流の人になりなさいということです。

さて父は、関東大震災の翌年にアメリカから帰国し、日本の状況がよくわからないまま、東京・神田に美容室を開きました。

ところが、学生街の神田では、思うように客が入りません。当時、ラッシュ先生は、美容室の向かいにあったＹＭＣＡの牧師さんでした。アメリカ人だったラッシュ先生は、店をだすのなら、父がハリウッド映画の世界にいたのだから「ハリウッド」という名称がい

い、と教えてくれた人でもありました。

しかし、ラッシュ先生の最大の助言は、次のようなものでした。

「〝モダンな美容室〟というイメージを売り出すためには、軽井沢に、ひと夏お店を出して、一流の外国人や名門の方々のお客をつくり、それを元に、銀座に店を建てたら、成功するでしょう」

すばらしいアドバイスです。これがまさに成功のカギとなり、銀座に建てた昭和初期のハリウッドは、一流の方々の社交場となりました。

皇族や華族の方々、三浦環《たまき》さん、岡本かの子さん、林芙美子さんなど、女優さんや名門のご夫人方が、ハリウッドのお客さまとして集まりました。

その結果、美容室としてハリウッドはトップだと称されるようになり、その評判を聞いてまた、たくさんのお客さまが集まりました。

「サロンに集まる女性は、二度と同じ服を着てこない」

と評判になるほど、みな華やかなファッションを競い合っていたそうです。

⦿三大排泄法で前向きな心を

いつも一流のものに接することは、人生を豊かなものにしてくれるでしょう。

しかし、いくら一流のものを見ても、心があらぬ方向に向いていますと、何にもならない場合があります。見る目がなければ、宝のもちぐされなのです。鑑識眼の大切さがここにあります。

その意味でも、私は、心の問題に長い間、関心をもってきました。私自身は、いつも明るい心をもちたいと思っています。

さて、心の動きは、不思議なほど美しさを左右します。ですから、プロローグで紹介しましたように、母メイ・ウシヤマと一緒に私たちは、「三大排泄美容法」を提唱しているのです。

繰り返しますが、

一つめは、SKIN（皮膚）からの排泄。

二つめは、BODY（体内）からの排泄。

三つめは、MIND（暗い心）の排泄。

この三つを柱としたものが、三大排泄美容法です。ただ単に、外からの化粧や美容法だけでキレイになるのでなく、からだの中から、さらに心の面からもキレイになろうというのが、私たちの考えです。そのために、体内から、心の中から、不必要なものを排泄するのです。いわば、心と身体の大掃除です。

肌と体内（内臓など）と心の、三つが一体となって、イキイキと働いていなければ、真の美しさには近づけないのです。

心と肌には深い連関があります。たとえば、人生に不満を抱いていたり、いつも恨みや妬《ねた》みの心が胸の中にあると、表情が暗くなるばかりでなく、肌にも悪影響を及ぼします。ですから私たちは、できるだけ暗い心を排泄し、いつも明るい心でいたいものです。そのために、私はいつも明るい歌詞、美しい歌詞の歌を聴いています。

美しい音楽を聴くと、それだけで心がリラックスするのですが、特に明るく前向きな歌詞の歌が気に入っています。

音楽の力は馬鹿にできません。とても仲がよかったのに、結婚して一年目で別れ話が出た、というカップルの話を聞きました。

「なぜ？」

と思っていたら、ご主人がギター好きだったのですが、いつも弾いている曲が「別れ歌」だったというのです。ところが、誰かが気づいて言ったのか、ご主人がその「別れ歌」をやめたら、まもなくその二人は離婚の危機を脱したというのです。

人生は、やっぱり幸せで、明るい方向にもっていくべきです。明るい方を選べば、暗闇は消えてなくなります。せっかくの人生です！　幸せになりましょう！

心が、いつも前向きだったら、いつも「今」が、すべての始まりなのですから。

⦿「ヘルシー・アンド・ビューティ」の時代

ニューヨークは、エネルギッシュな町です。ニューヨークを訪れ、街を歩くたび、新しい創造力や時代の潮流のようなものは、ヨーロッパよりニューヨークから発せられるのだ、と感じさせられます。

最近、ニューヨークに行って感じたのは、「ヘルシー・アンド・ビューティ」がキャッチフレーズになっていることです。街の中で、この二つの言葉を掲げた看板が多いのにびっくりしました。

その時、ウエストサイドにある「ヘルシーナッツ」という自然食の店に行ってみました。日本でいえば、浅草の乾物屋のような大きな店です。ダウンタウンにあるので、すこし怖かったのですが、ニューヨークで一番大きな店だというので、ぜひにと連れて行ってもらったのです。

店内を見ていて驚いたのは、その店で売っているヌードル（麵）というのが、日本の〝おそば〟なのです。日本食は「ヘルシーフード」として、もうすっかり定着していました。ほかに、海草やごま、乾物類などの健康食品がたくさん置いてあり、何かと参考になりました。

スーパーでは、〝お惣菜売り場〟に「太巻き寿司」のコーナーがあり、よく売れていました。寿司も、アメリカではずいぶん前から、ダイエット食や健康食として大人気なのです。お寿司屋さんはいつも満員です。

ところで、私はウォーキングが好きで、最近では、ひと駅くらいの距離なら、平気で歩くことができます。これも健康のために始めたのですが、「歩き」というのも、おもしろいもので、いろいろと路上観察ができるため、時代の動きなども意外によく見えてしまいます。

住まいの六本木から、西麻布や広尾、時には青山あたりまで足を伸ばすのですが、最近は、フランス料理のレストランよりも、屋台や和食の店が増えています。そしてまた、それが流行っていて、お客さんがいっぱいなのです。

不景気のせいもありますが、フランス料理は油が多く、コレステロールがたまるし、健康にはよくないということを、多くの人が解ってきたのだと思います。

なかには、一つのテーブルに一台ずつコンロがあって、自分たちで新鮮な魚を焼いて食べる、という店もあります。〝安い〟こともあるのでしょうが、やっぱり、時代は〝ナチュラル志向〟へと変わってきているようです。

昨夏、再びニューヨークを訪れた時には、デパートの化粧品コーナーにアロマテラピーのエッセンスや小物などが、たくさん並んでいるのが目につきました。

世界はいよいよ、ナチュラル志向、自然食志向、ヘルシー・アンド・ビューティの時代……と、自分の目で見、肌で感じて、そう思いました。

Beauty, Health, Diet

第4章
〈食〉講座1～基礎編

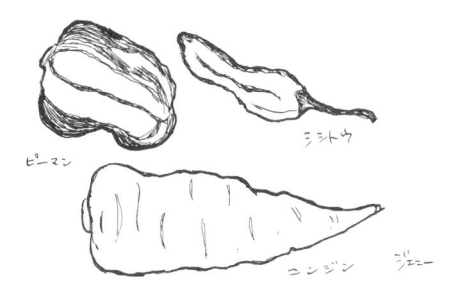

◉「自然食」との出会い

私が自然食を始めたのは一九六二年で、今から四十年も前のことです。

当時、私は十六歳でした。それまでのわが家の食事は、惨憺《さんたん》たるものでした。父のアメリカ暮らしが長かったため、わが家はずいぶん以前からアメリカ式の、いわゆる洋食でした。朝は、ぶ厚いハムエッグと、バターがたっぷりしみ込んだトースト。それにミルク入りコーヒーをつけました。

昼のお弁当のおかずは、牛肉を油で炒《いた》めたものでした。夕食には、ステーキやハンバーグなどです。徹底的に肉食中心の食生活でした。

また、お客さまの多い家でしたから、よく庭でぶ厚い肉をジュージューと焼いて食べるパーティーもしょっちゅうでした。バーベキュー・パーティーなどは、父や母が、日本の草分けだったようです。

その頃は、家族の誰もが、いつもどこか体の調子が悪く、精神的にも怒りっぽくイライラしていました。

父は、アレルギー体質で胃腸が弱く、いつも鼻水に悩まされていました。当時、日本に花粉症という言葉はまだなかったようですが、アメリカで暮らしていた父には、その花粉症によく似た持病がありました。父自身が「ヘイフィーバー」"hay fever"とよんでいたこの症状は、枯れ草熱と訳されていますが、今の日本でいう花粉症でしょう。

母は、ちょうど更年期にさしかかり、階段で二階へ上がるのもおっくうなようでした。また、モノ忘れがひどくなり、

「こんな具合では、仕事ももうほどほどにしないと……」

と口にしていたのを憶《おぼ》えています。

私も、当時はひどい酸性体質でした。子どもの頃から、油の摂《と》り過ぎからくる、からだの冷えによるお腹の痛みで、夜中に目を覚ますこともたびたびで、いつもにがみのある「熊の胃」のお世話になっていました。

また、目が悪くなりました。デンプン質と自然水分の欠乏からくる慢性結膜炎で、週に三回も眼科に通うという通院の日々を、五年以上続けていました。

油の摂りすぎで、手は赤黒くなり、冬はしもやけに悩まされました。休日には、家族でドライブに行くのですが、胃が弱い私は、必ず車に酔い、楽しいドライブどころではありませんでした。

まるで家族のみんなが、厚い壁にぶつかったような、大変な状態の中で、ある日、自然食研究家の栗山毅一先生と出会うことができました。

「そんな食生活を続けていたら、長生きできませんよ！」

と、栗山先生に言われたことから、母は、徹底的に食事の改善を行いました。

私はまだ高校生でしたが、母と一緒に先生の指導を信じて、食事の仕方を改めていきました。

するとうす紙をはぐように、母と私のからだの調子がよくなってきて、半年後には、目に見えて健康になりました。父や祖母もそれを見て納得したのか、一緒に食事を改善するようになりました。

長野の出身で、濃い味の好きだった父が、母の作る自然食を素直に食べるようになり、家族みんなの健康状態は、日に日に改善されていきました。怒りっぽかった父の気性も、とてもおだやかになりました。

⦿自然食、私の体験

母と私が実践してきた自然食は、簡単にいうと肉食や美食を避けて、旬《しゅん》の新鮮な生野菜や果物、甲殻類《こうかくるい》や貝類を中心にした、高温多湿の日本の風土にあった、自然な食べ方をする、ということです。

自然食をはじめた当時の日本は、コーラやサイダー、オレンジジュースといったビン入りの飲料水がではじめ、インスタントラーメンなどのインスタント食品が流行り出した頃です。缶ジュースもすこしずつ売り出されていました。

一般の家庭では、まだ昔の和食が中心でしたが、肉食もすこしずつではじめた頃だと思います。もちろん、まだビフテキなどは高級料理でしたが。

その数年前から、学校給食が完全にパンになりました。その影響か、家庭でも、バターやマーガリンをぬったパン食が、普及しはじめました。

「もしこのまま、インスタント食品や肉食が増え続けると、あと二十年もしたら、ガンなどの成人病が増えるでしょうね」

と、当時母と話していたのですが、それが今や現実のこととなりました。

日本人が、今のように動物性タンパク質や脂肪の多い、高カロリー、栄養過多の食事をするようになったのは、戦後わずか五十年の歴史においてです。

しかしそのツケは、多くの成人病やアレルギー病、老人病の増加という形で、現代の私たち日本人を襲っているのです。

なかでも、子供の健康の問題は深刻です。最近は、アトピーの子供が増え、心臓病、糖尿病などの、いわゆる〝成人病〟に罹《かか》る子供まで現れました。

肉をたくさん使った焼肉やカレー、ハンバーグなどや、手軽な加工食品を食卓にたくさんのせ、おやつにはスナック菓子に、砂糖類のたくさん入った缶ジュース（清涼飲料水）を与える。そんな大人たちの責任は、とても大きいと思います。

私自身、自然食の素晴らしさを肌で体験し、自然食の実践を本格的に、徹底してやりはじめたのは、妊娠してからのことです。

妊娠二週目くらいから、ひどいつわりが始まったのですが、肉食をキッパリやめて菜食にしたら、つわりがすっかり治まりました。そして、生まれてくる子供の体質や一生の健康のことを考えて、それ以来、徹底して食事を研究し、実践するようになりました。

アレルギーは遺伝によって起こるのではなく、よくない食事によって、体質が酸性に傾いたために起こるものです。詳しくは第五章で述べますが、母親が酸性食品を多く摂《と》るため、アレルギー体質だったとすると、子供はお腹の中にいる時から、アレルギー体質を受け継ぐことになります。

子供の人生が幸せであれと願うなら、母親たる女性は、正しい食のあり方を身につけることが、喫緊の課題であるのです。

◉気候風土に合った食事を

自然食を知ってからわかったのですが、わが家の家族が、長年摂《と》ってきた肉食と油の多い欧米風の食事は、高温多湿の日本の風土には合わないようです。

高温多湿の日本では、黙っていても汗をかくため、毛穴を開く油は、さして必要ありません。そのため食した油は、余分なものとして体内にたまりやすいのです。

従って、油の多い食事は、気候的に日本人には合わないのです。それどころか、食事だけ西洋風というのは、風土に合わないわけで、危険なのです。

世界中の人類は、長い歴史の中で、その土地で採《と》れるものを、自然に従って食べてきました。「身土不二」という言葉があります。

人間のからだは、自分が暮らしている土地（環境）によって作られているのです。従って、その土地でとれたもの、風土と季節に合うものを食べているなら、常に病気することなく、健康でいられると思います。

豊かな四季に恵まれ、山野の恵みも豊富で、四方を海に囲まれた島国、日本。この地で私たちの祖先は、農耕民族として暮らしてきたのです。

ご飯を主食とし、副食は四季の恵み、旬の野菜類です。タンパク質は豆類などの植物性のものや、ご馳走として海でとれた魚貝類を食べてきました。鳥獣の肉ではありません。これが日本人の風土に合った食事なのです。

といっても、北東から南西に、細長く横たわる日本列島では、気候と同じく産物も、土地によって微妙に違ってきます。沖縄と北海道では、ずいぶん違います。

しかし基本は、それぞれの土地で、それぞれの季節にできる〝旬のもの〟が、そこに暮らす人々の健康に一番適している、という原理です。

このような、理に適《かな》った日本食が、多過ぎる肉食や高カロリー食によって健康障害に悩む欧米人の間で、二十年ほど前から見直され、高い評価を受けるようになってきました。

前述のように、スシ・ソバ・トウフなどは、もう国際語として定着しています。

「ご飯は残してもいいから、おかずをとにかく食べなさい」

なんていうのは、欧米風の食生活を崇拝する言葉です。このような誤った考え方が、いまだにまかり通っているのが、現在の日本です。

高温多湿の日本では、からだのエネルギーが燃えにくいため、デンプンを多く摂って、からだを燃やすようになっています。おかずを少なめに、ご飯を多めに、が正しいのです。

⊙豊かな四季をいただく

六本木という、大都会の真ン中にありながら、前に住んでいた家の庭には、四季を奏でる木々や草花がいっぱいでした。虫や鳥なども集まってきましたが、その声や姿に、よく季節の移り変りを感じ取っていました。

そんな自然の様子を見ていると、四季折々の食べものをいただくことが、いかに大切なことかを、身をもって知らされるような気がしたものです。

草木がいっせいに芽吹く春は、自然界の生き物にとって、成長の時期です。冬の間、眠っていた細胞の働きが目覚め、増殖活動が活発になります。

まさに春は、「若返りの季節」なのです。

春には、春野菜や新芽を食べ、細胞の分裂や成長を活発にしましょう。アクが強い、アルカリ性の新芽類は、冬の間に酸性に傾いたからだを中和させるでしょう。

また春には、貝の身もふっくらと太り、おいしくなります。貝類や海草類でミネラルやビタミンを補給します。

この時期、植物は〝水だけで〟すくすく伸びていきます。人間も同じです。冬に較べて、脂肪やタンパク質はすくなめでよく、それよりも、自然水分を多めにとることです。

そして、どの季節でもデンプンは食事の土台です。デンプンでからだが温まっていないと、せっかくの栄養も、うまく吸収されません。

夏は、自然水分とミネラルをたっぷり補給しましょう。従って、出盛りの果物や生野菜をたくさん食卓にのせましょう。太陽をいっぱい浴びたトマト・ナス・トウモロコシ・インゲンなどは最適です。

特に、スイカ・メロン・ウリの類はお勧めです。自然水分が多く、利尿作用があって、体内の毒素を排出してくれるからです。

夏バテ防止といって、うなぎやステーキなど、動物性タンパクや脂肪を食べる人が多いのですが、これは迷信です。こんな食事では、消化吸収機能が低下する夏には、逆にからだを弱らせます。

逆に、そうめんなどのアッサリしたものが欲しくなるのは、自然に適《かな》ったことなのです。デンプン質をしっかりとることで、スタミナ源としましょう。

実りの秋は、冬にそなえて良質のタンパク質を、たっぷり摂るようにします。大豆などの豆類やエビ、カニ、イカ、貝類を、デンプン質と一緒にとりましょう。また、柿やブドウなど旬の果物は、秋の深まりと共に、水分の不足しがちな肌をしっとりさせます。

冬には、良質のタンパク質や脂肪、その燃焼を助けるビタミンを多く摂る必要があります。

動物性タンパク質や脂肪は避け、大豆、エビ、カニ、イカ、貝類などの良質タンパク質や、オリーブオイル・ピーナッツオイル・アーモンドオイルなどの植物性オイルや、木の実類をとるようにしましょう。また、冷えを防ぐために、ご飯、おモチ、イモ類などのデンプン質も欠かせないでしょう。
「春苦味、夏は酢の物、秋辛味、冬は油と心して食せ」
と、私たちは日頃言ってますが、四季の自然に合った食生活こそ、私たちの美と健康を保証してくれるものなのです。

⊙いい「朝食」は、いい一日、いい一生の出発点

朝はみんな忙しい。でも朝食は、一日の食事の中でも、一番大切に考えてほしい食事なのです。女性の中には、ダイエットのためにと朝食を抜いたり、食べても果物や野菜だけという方が多いようです。でも、それは大いなる誤解です。というより、かえって逆効果なのです。

朝食は、その日一日を元気に乗り切るための、身体と脳の両方にとっての大切なエネルギー源となるのです。ですから、いい朝食の習慣をもつことは、非常に大切なことなのです。

四季に合った食事が、理に適っているように、三度の食事も、一日という自然のリズムに合わせる方がいいのです。一日を、朝・昼・夕・夜の四つに分けると、ちょうど一年の「春夏秋冬」に相当します。

朝は春で、午前三時から九時。昼は夏で、午前九時から午後三時。夕は秋で、午後三時から九時。夜は冬で、午後九時から午前三時、となります。

「春になると細胞が目覚める」と前述しましたが、同じで、生物の細胞は、明け方から活動をし始めます。

そして、昼の間は活発に活動し、夕方には休息します。花が開く様子を見ても、このことは理解されます。人間の身体も同じです。

夜、午後十二時から午前三時の間は、体温が下がります。冬と同じです。ところが、朝になると、再び細胞が活動を始めるので、体温が上がり始めます。

朝食には、夜間に弱まった細胞活動を活性化させる、という大切な役割があるのです。そのためには、まずご飯やイモ、パン、モチなどのデンプンをしっかり摂ることです。

私たちの体温は、酸素・水素・炭素の三つが主体となって発生します。この内、炭素は、主にデンプンから得られるものです。

朝食には、炭素となるこのデンプン、さらに自然水分を含み、酸素量も多い生野菜や果物も合わせることが必要です。デンプンが不足すると、燃焼作用がうまくいきません。野菜のビタミンやミネラルもこの燃焼作用の助けがあって、はじめて吸収されるのです。

ですから、ダイエットや美容のためと、野菜や果物だけ食べても、健康にとってマイナスなだけで、効果がないのです。また、デンプンを摂らずに、脂肪やタンパク質に燃焼作用をさせるのも、消化器官に負担をかけます。

「生野菜は、からだを冷やすので、温野菜の方がいい」

という人がよくいます。

そうでしょうか。温野菜の水分は「加熱水分」です。加熱水分は、酸素を失った水なのです。逆に、加熱しない「自然水分」には、酸素が豊富に含まれています。

朝食は、何といっても、酸素を含む自然水分をとる食事です。ですから、酸素量の多い生野菜を、数種類いただくことで、細胞の働きが活発になり、体調が整ってきて、肌にツヤがでてくるのです。

また果物は、葉緑素の多いキウイ、メロン、黄色い柑橘類をとりましょう。柑橘類は、身体を弱アルカリ性に保ちます。また、身体の汚れを取り、ガンなどの成人病の予防になるため、柑橘類は、ふだんから親しんでとるといいでしょう。

⊙「朝食抜き」は、美容と健康の大敵！

最近では、朝食の大切さを実感する人が、すこし増えたようです。

学校での子供の集中力が低下しているのは、朝食を食べないことが原因だと判り、社会

的に問題になったこともありました。これらが、朝食を見直すきっかけになりました。それでもまだ、

「一食抜けば、カロリーが減るのだから、ヤセるんじゃないかしら」

と単純に考える女性がいるようですね。

朝食を食べず、デンプンを摂らないと、かえって新陳代謝が悪くなるため、からだがむくんだりします。会社に出かけても、やる気や集中力など湧いてこないでしょう。

アメリカのビジネス界では、タバコを吸う人と同じように、朝食を摂らない人というのは、仕事の能力も認められないほど信用されません。

主婦なら特に、ご主人や家族の朝食には、気を遣《つか》ってほしいですね。

朝食をぬいた分、空腹感があるからと、ランチにボリュームある食事をとりがちで、かえって太り過ぎを招いてしまうことになります。

お相撲さんの食事がそうです。力士は、朝食ぬきで午後一時頃まで朝げいこをし、おなかがペコペコになったところで、ちゃんこを大食いします。その後、昼寝や自由時間を過ごし、三時間もするとまた夕食です。

こうして蓄えられた脂肪分が、次の朝、朝食を抜くため、じゅうぶんに燃焼されず、体内に蓄積され、念願通り〝肥満〟になるのです。

一日の自然なリズムを考えると、朝食をちゃんと摂っていれば、昼食はデンプン質を補う程度の、軽いものですむのです。そばやうどんなどのメン類や、フルーツサンドイッチなどでじゅうぶんです。

ただし、メン類でも〝煮込んだもの〟は、加熱水分であり、また塩分の取り過ぎにもつながりますから、「ざるそば」のようなものがいいでしょう。

ハンバーガーやカツ丼などをパクパク食べるくらいなら、おにぎり二つの方がずっといいでしょう。お店でいつでも買えます。

夕食では、良質のタンパク質や脂肪を補給することです。デンプンのとり過ぎは肥満につながるので控えめにします。夕食でとった栄養分は、眠っている間に吸収され、次の日の活力源として蓄えられます。そして翌朝、デンプン質を摂ることで、これが燃焼され、その日一日をイキイキと暮らすもとになるのです。

タンパク質や脂肪といっても、動物性のものはコレステロールが多く、身体を酸性にし、アレルギーのもとになります。イカ・カニ・エビ・貝類・大豆加工品などのタンパク質と、木の実やごま、オリーブオイルや紅花油など、植物性の脂肪を摂るようにします。

宴会などで、やむを得ず動物性脂肪をとる場合は、青野菜を必ずとることです。私もご招待などの時には、小さじ1杯の抹茶や市販の葉緑素の粉を、オブラートに包んで飲むようにしています。また赤ワインやブラックコーヒーをのむと、動物性脂肪を中和させる働きがあるのでいいでしょう。

⦿デンプンと野菜の「癒す力」

「一日の食事で、もっとも大切なのが朝食。朝食で、ご飯やイモなどのデンプンをたっぷりと摂ること」

私は長い間、こう人に勧めてきました。

先日、知人に、結婚してもう五年以上経つのに、子供ができずに悩んでいたご夫婦がいました。ある時、そこの奥様に、朝食のデンプンの大切さをお話したのですが、彼女はとても素直な性格の方で、二カ月後に会うと、

「さっそく食事を変えて、実行しています」

ということです。見た目もふっくらとなって、とても健康そうでした。

後になって判ったのですが、その時既に彼女は妊娠していたのです。食事を変えてわずか二カ月で、からだが変わっていたのです。朝食のデンプンの大切さを、あらためて実感したエピソードでした。

また、別のある妊婦の方は、妊娠七カ月の時、流産をしかけ、出血が止まらなくなり、

入退院を繰り返しました。

「医学的には、全力を尽くしているのですが」

と、電話の声は、弱々しく響くだけでした。

そこで彼女に、レンコンの汁の止血法を勧めました。これは、レンコンをすり鉢ですり、ガーゼで絞った汁を、さかずき1杯分用意し、一日五回ほど飲むという方法です。

彼女は、それを一週間ほど続けました。すると出血も止まり、具合がよくなったらしく、その後の経過は良好で、安産で無事に立派な女の子を出産しました。

レンコンの汁には、高い止血効果があります。胃が弱い人は、レンコンの汁にリンゴの果汁を加えて飲むといいでしょう。リンゴの汁が胃の炎症を抑えるので、この飲み方の方がお勧めです。

プロローグで述べましたように、私が勧める食事法は、治療法の類ではありませんから、レンコンの汁を飲めば、必ず血が止まる、と断言するつもりはありません。さまざまな条件において、このご婦人には効果があったのだと思います。ただ、この事実をもって、野菜のもつ生命力と治癒力がすこしでも紹介できればと思います。

さて、「薬」という漢字には「くさかんむり」がついています。

このように、そもそも野菜というものはどれも、癒す力を持った薬なのです。

「薬は、薬局でなく、八百屋さんにある」と私はいつも言っています。

実際、私のまわりにも、野菜でからだの具合がよくなった体験が、たくさんあります。

現代の日本は、ストレス社会ですから、重なるストレスからの疲労症を避けるため、いつも薬が手放せない人が増えています。しかし、ほんらい化学物質である薬に頼るのには限界があります。やはり、長い歴史の中で効能が明らかにされている食べ物で、病気にならない身体づくりをする方が賢明ではないかと思います。

中国では「医食同源」といいますが、正しい食事こそ健康の基本です。予防を中心として、正しい食生活を築いていきたいものです。

⦿蓄膿症を治す

長い間「蓄膿症《ちくのうしょう》」で悩んでいたお子さんを、食事で治したことがあります。

蓄膿症は、鼻から膿がでる、つらい病気です。耳鼻科に行って、レントゲンで診てもらったところ、目の下に膿のカゲがハッキリと見えたということです。

他の体験者に聞くと、蓄膿症の手術は、骨を削《けず》る大手術だそうです。それを聞くと、まだ小学生のお子さんに骨を削る手術は可哀想と思い、食事で治すことにしました。

毎朝、夏ミカンの汁1/2個～1個分と、さらにレモン汁とハチミツを合わせた青汁を、朝食の後に飲ませるようにしました。同時にアルカリ性食品を多くとるように指導しました。それを一年間、続けました。

それで一年が過ぎ、再び耳鼻科に行って診察してもらうと、鼻のまわりの膿がキレイに消えていたのです。蓄膿症はすっかり治っていたのです。

蓄膿症になると、どうしてもイライラして、集中力がなくなります。子供にとっては、ホントにイヤな病気です。ですが、それを一年間続けたお蔭で、からだの毒素が抜けたのだと思います。すっかり治っただけでなく、逆に鼻がよくなり、嗅覚も、ふつうの人より鋭くなったとの報告を受けました。

⦿難聴も治る

また以前、難聴のお子さんを指導したことがあります。

幼いうちは、ちょっと反応が遅い子だな、という程度で、それが難聴なのかどうか、わからないものだそうです。ところが、その子が小学校に入り、聴覚検査をしてみると、初めてそれが難聴だったと判ったそうです。

耳の中は、喉《のど》とつながっていますが、この子の場合は、喉の奥で食べた物の雑菌が原因で難聴が起こったのでした。そこで、喉の殺菌のための〝うがい薬〟を作り、一日五回以上、うがいをさせました。

　うがい薬の作り方は、次の通りです。まず、番茶を熱いお湯で濃く出します。そこに抹茶を入れ、さらに自然食品店で手に入るコンブの黒焼きを加えます。これは自分の家でも作ることができます。フライパンでコンブを黒焼きにして、これを砕いて粉にすればいいのです。

　そのうがい薬をポットに入れておき、食前、食後、外出から帰ってきた時などにうがいをさせました。なるべく熱いもので、喉の奥までうがいをして、吐き出すようにします。そのうがいを何回も繰り返します。

　このうがいを四カ月続けたら、すっかり治ったのです。以来、機敏な子となり、お母さんより、よく聴こえる耳をもつほどになったとの報告を受けました。

　もちろん、前述の蓄膿症もそうですが、この難聴の場合も、喉の奥の雑菌という状況において効いたわけですから、すべての難聴患者に、この食事療法が効くというわけではありません。ただ、同じ条件で悩んでいる方が、もしいらっしゃるなら、何らかの参考になるのではないかと考え、述べました。

　自然食は、それぞれの状況、相手に合ったものを選ぶのが、ポイントなのですから。

⦿自然水分こそ、美と健康の源!

私は毎日、お水をすこしずつ、ちょこちょこと飲みます。まず、コップ1杯の水に葉緑素を溶いたものを、朝起きぬけに飲みます。すると三十分ほど経つと、自然に食欲がでてきます。これは朝食をとてもおいしく食べるコツです。

小鳥たちは、夜明けとともに囀《さえず》りをはじめ、まず新芽をついばみます。朝一番の葉緑素は、あらゆる生命を活性化するものです。これによって身体が順調に動きはじめるのがわかります。

昼間は、母メイ・ウシヤマが考案した、抹茶とレモンとハチミツ入りの「リフレッシュ・ティー」を水で溶かして、喉が渇くたびに飲んでいます。この「リフレッシュ・ティー」は、味の方でもとてもおいしいと評判です。ニューヨークやパリなどにいる外国の知人たちも絶讃してくれます。

ついでにいえば、葉緑素の方も、母は「グリーン・グリーン」というものを推奨していますが、こちらも飲みやすく好評です。抹茶も青汁もいいでしょう。

ところで、「お茶を冷やしたもの」は、私は飲みません。湯ざましの水も、やはり飲みません。よく、水道水のカルキ臭や有毒物質を取り除くには、まず沸騰させてから、冷《さ》まして飲むといい、といわれますが、これはお勧めできません。

前述のように、熱を加えていない自然の水には、酸素が溶けこんでいますが、お茶や湯ざましなどの加熱水分では、この酸素が抜けてしまっています。

飲んでみてください。加熱水分を冷やしたものは、喉《のど》や口の渇《かわ》きを癒しません。それに比べ、自然の水分は、飲むとからだが潤《うるお》い、ホッとします。

加熱水分を飲み過ぎると、脳に酸素が行きわたらないので、記憶力が低下し、物忘れも多くなります。ところが、自然水分には、酸素・酵素・ミネラルが多く含まれ、新陳代謝を促すので、肌のみずみずしさを保ち、老化を防いでくれます。また脳の働きもよくなり、ボケの防止にもなります。

加熱水分が習慣になると、身体が冷え、体中の水分が誘導され、外に出されてしまいます。それが肌を乾燥させ、美容にもよくない結果をもたらします。

ただし、食後にお茶を飲むのは必要なことです。食事に含まれる塩分を、尿として排出する作用があるからです。

では、自然水分を、安全においしく飲むコツとは何でしょう。私の場合は、ポットの中にろ過効果のある太陽石が入った、市販の簡単な「ろ過ポット」に、水道の水を入れておき、飲みたい時に飲むようにしています。

もう一つ、大きなホーローのヤカンに、木炭と太陽石を入れ、そこに水道水を入れておきます。こちらは料理にも使います。炭は水の浄化に最適です。

この二種類を利用し、自然水分をおいしく頂くようにしています。

⦿「スイカ」で逆子が直った

私が結婚したのは、二十八歳の時です。

前述のように、自然食との出会いは十六歳の時でした。しかし、自分一人だけでやっていた時は、やや真剣でない部分もあったかと思います。それが、結婚して、子供が生まれるようになると、食事の研究も本腰を入れるようになりました。

妊娠中の母子は一体です。母親の食べ方が悪いと、それがそのまま、子供の身体に影響します。ですから私は、妊娠を期に、徹底的に自然食を始めました。

直接のきっかけは、二週目くらいからひどいつわりが始まったからでした。それが肉食を一切やめたら、すっかり治まったのです。以来、食事を変えました。お蔭で、出産の方も、穏やかな安産で、二回目の時は、完全な無痛安産でした。

具体的には次の通りです。

朝は、白米に果物、野菜、海草をとります。海草は、カルシウムが豊富です。また、果物や生野菜からもカルシウムはとれます。

昼は、白米やパンなどのデンプン質をとります。

夜は、タンパク質をとるのですが、納豆・豆腐・ゆばなど、大豆製品からの植物性タンパクをとり、肉や牛乳・卵の黄身は一切とりません。卵の白身は、生でならとってもよいでしょう。あとは、エビ・カニなどの甲殻類やイカ、貝類をすこしとるようにします。

またこの時以来、夏ミカンを必ず食べていました。夏ミカンは、カルシウムをたくさん含んでいます。また夏ミカンには、頭の回転をよくし、新陳代謝を促す働きのあるリン酸カルシウムが多く含まれています。それから、なるべく無農薬のものを食べることが大切です。

この夏ミカンが、いい影響を与えたようです。昔から、妊娠中は酸っぱい果物がほしくなるといわれますが、これは理に適った説だったようです。夏ミカンは、妊娠中だけでなく、ふだんから好んで食べるようにして頂きたい果物です。

さて話は元に戻って、二番目の子の時は、途中から逆子と診断されました。逆子の原因は、羊水の水分が足りないことにあり、ふつうは特別な体操をして直しますが、私の場合は、自然食を徹底的に実践していたこともあり、ぜひ食事で直したいと考えました。

そんな時、母のアドバイスで、スイカを毎日食べるようにしました。スイカは、自然の水分をいっぱい含んでいるため、羊水の補給になります。ちょうど夏だったことが幸いして、出盛りのおいしいスイカを、毎日1/6個ずつ、必ず食べるようにしました。すると、一カ月ほどで逆子が自然に直り、正常に戻ったのです。

これには、まわりもびっくり。食べ物を変えると、安産を迎えることができるということを、私も身にしみて体験したのです。

⊙夏ミカンで、身体をじょうぶに

私の場合、夏ミカンで、ずいぶん体調がよくなりました。

最初の体験以来、三十年間、夏ミカンは毎日のように食べています。庭の夏ミカンの木が毎年実をつけていたので、大きな冷蔵庫を用意し、そこに貯蔵していました。

食べる量は、一日1/2個程度です。できれば、ふつうにむいて食べるのが一番ですが、レモン絞りのような、手で絞る簡単な器具を使って、絞って飲んでもいいでしょう。

夏ミカンは、日本の風土によく合った食べ物です。日本は、湿度が高く、毛穴が開きにくい、という気候条件にあります。ですから、夏の湿度の高い時期に、夏ミカンのような、新陳代謝を促して毛穴を開かせる果物があるわけです。

また夏ミカンを食べると、リン酸カルシウムという成分の働きによって、身体が温まるので、身体の弱い人にはとてもいいのです。

やはり日本人は、日本の土地にできる旬の果物や野菜を食べるのが一番のようです。

しかし最近は、本物の夏ミカンがなくなり、甘夏ばかりが出回っていますが、残念ながらリン酸カルシウムの効果は、甘夏にはあまりないのです。今よく出回っているものでは、サマーフルーツが本物の夏ミカンに一番近いでしょう。

「夏ミカンは酸っぱいから」

という方がいますが、それは身体の状態が酸性に傾いている人です。酸性の人ほど、酸っぱさを強く感じるのです。甘夏ですら酸っぱいくらいです。

これと反対に、身体がアルカリ性の人は、酸っぱさをあまり感じません。これは身体の調子がわかる、一種のバロメーターといえるでしょう。

ガンになる人は、酸っぱいものが嫌いだといわれます。酸っぱい果物をぜひとも食するようにしたいものです。現代人のからだが弱くなったのは、酸っぱいものをとらなくなったことも原因の一つだと思います。せっかくの食べ物を、甘夏のように、口当たりのいい、甘いものに作り変えてしまうのは、みずからの首を絞めることになるのです。

とはいえ、夏ミカンを一年中を通してとるのは難しいことでしょうから、せめて旬の季節には食べるようにしましょう。

⊙冬の季節は、スダチやカボスで

夏ミカンがない季節には、代わりに、柑橘類のスダチ・ダイダイ・カボス・ユズ・冬ミカンの青いものをとってください。

スダチ・カボスというと、普通は〝鍋物に添える〟程度のものと思われがちですが、これらの柑橘類も、じつは絞って飲むのが最もいいのです。

「酸味がきつくて飲みにくい」

という時は、さかずき1杯の果汁にハチミツと水を加えると、飲みやすくなります。レモンも同じように絞って飲むといいでしょう。レモンなら一日1個半程度の量にとどめます。それ以上だと、胃が悪くなったりするので注意して下さい。一回分の目安は、1/2個分の量です。

よくサンマの塩焼やトンカツなどに、レモンなどの柑橘類が添えてありますが、これらに絞って食べるのは、じつは逆効果です。胃酸と同じ働きがあって、身体にとって害となる動物性の脂肪を吸収させるからです。

むしろ、動物性の脂肪を分解する働きのあるクレソン・キャベツ・サラダ菜などの青野菜を一緒に食べるか、葉緑素の粉や抹茶を小さじ1杯飲むかします。そして三十分ほど経ってから、レモンの果汁を飲むといいでしょう。そうすると、レモンの果汁が、分解したあとに残ったものを吸収してくれるからです。

もちろん、デンプンや植物性のものを食べたあとなら、そのままレモンの果汁をとってもいいでしょう。ともかく酸の強いものは、間食より食後の方が、胃を痛めないのでいいでしょう。

絞った果汁に加える甘みには、ハチミツを使います。白砂糖は、頭の回転を鈍くさせるからです。また白砂糖は、血液を酸性にします。その中和作用として、脳に必要なカルシウムが使われてしまうので、頭の回転は悪くなるばかりです。

グレープフルーツは、アルカリ性がとても強く、カリウムが豊富なので、濁《にご》った血液を浄化する働きがあります。疲れた時には、血液が酸性になっていますから、それをアルカリ性にしてくれるグレープフルーツは、疲労回復に適しています。私も旅行の時などには、グレープフルーツは欠かせません。特に〝白い実〟の方が、ビタミンCが多く、疲れをよくとってくれます。

夏には夏ミカン、冬にはスダチやカボス。旬のものが、ちゃんとからだの調子を整えてくれます。こうした自然の恵みには、眼に見えない神の摂理を感じます。

⊙生ジャガイモの万能ジュース

夏ミカンの他にも、体調を整えてくれる万能ジュースがあります。

私もそのジュースを飲むと、胃腸が強くなり、代謝がよくなって、からだがスキッとしてきます。一人分のつくり方は、リンゴ(小)1/2、ジャガイモ1/2、ニンジン(小)1/2、生のキャベツ少々を、ミキサーにかけたものです。これに水とレモン汁1/2個分をまぜ、ハチミツを二、三さじまぜたもの(ドロドロとしています)を、スプーンで毎日必ずいただきます。つくったら、すぐにいただきましょう。

ジャガイモを生でとる、というと驚かれるでしょうが、生で食べることで、デンプンをよく吸収できるし、またビタミンCをとることができ、血液の流れをよくします。

このジュースは、小腸を強くします。また、脳の働きを活発にすることから、記憶力がましてきます。

穀類・野菜・果物は、おおかた生で食べられますし、その方が消化も早いのです。ですから、ジャガイモに限らず、できるだけ〝生のまま〟で食べるといいでしょう。熱を通すと、かえって消化しにくくなるのです。

「火を通して調理した方が、消化にいい」

というのは、じつは誤った思いこみです。熱を加えると、酸素や酵素が破壊されてしまい、唾液の消化酵素の助けを借りないと、消化がしにくくなります。

先日、テレビ番組で、ドイツのジャガイモ産地をレポートしていました。そこでは農家の方が、とれたてのジャガイモを、まるでリンゴをかじるようにガリガリと生でおいしそうに食べていました。ほんらいジャガイモは、生で食べられることを、ドイツの人はちゃんと知っていたわけです。

体調の悪い時には、このドロドロのものをこしたり、あるいは同じ材料をジューサーで絞るようにすると、より吸収がよくなり、すぐに効果がでます。

このジュースは胃腸だけでなく、腎臓や肝臓もじょうぶにしてくれ、肌にもいいし、頭の回転も早くします。また、二日酔いにも効果てきめんです。お酒を飲んだら、なるべくすぐに飲むと効果があるでしょう。ぜひ試してみて下さい。

⊙毎朝飲む青汁は、自然食の基本

私の父は、七十七歳の時、すい臓ガンになり、医者から、

「手術をしなければ、三カ月ともたないでしょう」

と、宣告されました。

そんな父が、ガンから奇跡的に回復して、九十二歳の長寿をまっとうできたのは、本人の信仰と〝青汁〟のおかげでした。特に青汁は、私たち家族にとって、自然食の基本といえるでしょう。

青汁というのは、ホウレン草・春菊・青ジソ・サラダ菜・クレソン・三ツ葉・セロリ・パセリなどの、生の青野菜の絞り汁のことです。

作り方は簡単で、葉緑素やビタミンKをたっぷり含んだ青野菜の中から、三種類を選んで、ジューサーで絞ります。この絞り汁を、大さじすり切り1杯程度用意し、これにレモン1/2個の絞り汁とハチミツ小さじ2杯を加えて、飲みやすいように水を少しまぜます。簡単だと思います。

これを毎朝、朝食後に飲みます。これらの青野菜に含まれる葉緑素は、血液をきれいにし、疲労した神経をやわらげて、細胞全体を活性化させる働きがあります。また父の場合、間食にも葉緑素を飲んでいました。

毎日続けて飲むことで、病気に対する抵抗力や免疫力が強くなりますし、ガン細胞に打ち勝つリンパ球の力も高めます。父のガンが回復したのも、この効果のたまものだと思います。青野菜はガンの予防にもなるのです。

できれば、三種類の野菜の組み合わせを、毎日変えるのが理想です。その方が体内によく吸収されるからです。

レモン汁とハチミツは、飲みやすくなるだけでなく、青野菜のアクが胃を荒らすのを防ぐ働きをもっています。胃の弱い方は、さらにリンゴ汁を加えてみてください。また、朝食にデンプンをきちんと摂ったあとに飲むと、胃を荒らさず、効果も高まります。

こうしてジュースにするのは、吸収をよくするためです。ですから、「青汁を毎朝、飲んでるから、生の青野菜は、食べなくたっていい」というわけではありません。生の新鮮な野菜や果物で、葉緑素を多くとるだけでなく、咀嚼《そしゃく》することで唾液を出すことが、からだにとてもよいのです。

⊙生の青野菜は、美と健康のもと

生の青野菜をたっぷり摂ると、美容の効果が顕著にでてきます。

生の野菜や果物に含まれるミネラルやビタミンが、前述のように、血液をきれいにしてくれるからです。また、自然水分や酸素を多く含んでいるため、細胞の働きを活発にしてくれます。ですから、毎日必ず食することで、お肌はつやつやになり、シミやソバカスの予防にもなるでしょう。

更年期を迎え、貧血気味となった時、ホウレン草や春菊、クレソンなどの生の青野菜が、効果を発揮しました。こうした生の青野菜からは「鉄分」を吸収できるため、貧血がすっかりよくなったのです。

また、歯ぐきが切れて血が出るのも、生の青野菜の摂取不足が原因です。生の青野菜を食べると治ります。

すこし前のことです。河口湖で行われた数日間の練成会（研修会）に参加したのですが、この時、青汁をとらずに過ごしていましたので、外出する用事のついでに立ち寄ったスーパーで、ふと青ジソを見つけました。

「そうだ、青汁がとれないのなら、青ジソを食べてみよう」

と思って買ってきて、期間中それを食べていたら、頭の回転がよくなって、講話がよく頭に入った体験があります。これは、青ジソの中に含まれる成分が、間脳を刺激し、脳力を高めるためです。以来、青ジソは、毎日４枚、食べるようにしています。洗ってそのまま食べることができますから手軽です。

自分でも青ジソを栽培したことがありますが、その中でわかったことが一つあります。それは若い葉のうちに摘んで食べた方が効果があることです。

青ジソ、ぜひ試してみてください。

⦿デラウェア・ブドウが代謝を助ける

以前の家の庭には、植木好きの父が育てていた種なしブドウ（デラウェア）の木がありました。父が、病気見舞いにいただいた小さな鉢を、庭に移しかえたものですが、やがてつるが伸びてうっそうと茂り、大きな木に育ち、立派なブドウ棚となっていました。

毎年、たくさんの実がなっていたのですが、それをとって食べていると、新陳代謝がとてもよくなりました。どうやら他の高価なブドウよりも、種なしで小粒の、甘みのあるデラウェアが一番効果的です。

はじめてブドウの効果を知ったのは、父の仏壇の前でした。ある日、父の仏壇に供え物をしていると、急にせき込み、苦しくなってしまったのです。その時、とっさに仏壇に供えてあった大きな房のブドウを、3粒失敬したのです。するとどうでしょう、からだがスッと軽くなり、具合がよくなったのです。

そんなきっかけから、ブドウが身体の代謝をよくする働きがあることを知りました。つまり、からだの調子や頭の回転をよくしてくれるのです。また鉄分の補給にもなり、糖分が多いため疲れもとれます。なかでもデラウェアが一番効果があるようです。

たくさん食べなくても、最低一日10粒程度で効果がでてきます。

「本当に必要なものは、安く手に入るようになっているんですね……」

よく母メイ・ウシヤマと、このように話すのですが、自然の恵みとは、このようなものです。なぜなら、一番安いデラウェアが、健康には最もいいわけですから。

イモもそうです。生のジャガイモやサツマイモにあるデンプンは、人間の身体にとって、とてもいいデンプンです。そういう天与の賜物が、簡単にかつ安く手に入るようになっているのは、自然というのはよくできていると思います。

母といえば、最近一つ発見したことがあります。

母はもともと寝つきがよく、熟睡するタイプですが、ある時から、明け方の三時頃に、決まってトイレに起きるようになりました。

そんな時、私は偶然おいしいチーズの店を人から教わりました。そこで買ってきたクリームチーズ（ナチュラルチーズ）を母と一緒に食べていたら、その日から母は、朝の三時にトイレに起きることがなくなってしまったのです。

チーズにも消化を助ける働きがあり、代謝がよくなり、からだが温まるのです。そしてそれが、母の身体に合ったようです。チーズはもともと良質のタンパク質ですし、私自身も、食べるようになってもう十年ほど経ちますが、代謝を高めてくれるというのは、よくわかります。

ただし、プロセスチーズではなく、ナチュラルチーズがいいでしょう。

⊙旅先でも、自然食を続けるには

海外旅行にはその時々に、新しい発見や出会いがありますが、どうしても気になるのは、食事のことです。

ツアー旅行の場合、朝はパンとバターにベーコンエッグというパターンがありますし、昼食を軽めに、ホットドッグやサンドイッチですませたとしても、夜は、ディナーの豪華な皿が続くので、つい食べ過ぎになってしまいます。そして、どうしても野菜や果物が不足しがちになります。また、たとえば夏のパリなら、ようやく夜九時頃から日が暮れ始めるので、時間のリズムの違いで、すっかり胃が疲れてしまうのです。

このような心配があって、私は長いこと海外に行くのがおっくうでした。でも、思いきって行ってみると、ちょっとしたコツさえわかれば何とかなることがわかったのです。まず基本は、自分のペースを崩さないことです。それには自分なりの工夫が必要になってきます。

アメリカに行った時、最初の一、二日は、三食とも外食で過ごしたのですが、

「これでは、身体がもたない」

と思って、すぐに外食はやめました。果物は、あらかじめニューヨークの知人に買ってきてもらい、ブドウやオレンジ、グレープフルーツなど、いつも食べている果物と、近くのパン屋さんで買ったマフィンの朝食を、自分の部屋で食べるようにしました。すると、ずいぶん身体が楽になりました。

また夜のディナーでも、最近は、ニューヨークなどでは、自然食やベジタリアンのレストランがどこにでもあります。また普通のレストラン、それこそステーキのお店でも、ベジタリアン・コースがありますから、そういうのを利用するといいでしょう。

飛行機の機内食でも、前もってオーダーしておけば、ベジタリアン・コースを食べることができます。旅行代理店などで早めに相談してください。また私の場合は、レストランでも、一カ月ほど前から予約を入れて、ベジタリアン・コースをオーダーしておきます。これなら、食事のリズムやペースも、比較的ラクに守ることができます。

以前、アメリカに大福モチを持参し、とても重宝しました。おモチは大変吸収のいいデンプンですから、食べると身体が温まり、新陳代謝を高めてくれます。

胃腸があまりじょうぶでない私には、ありがたい存在でした。

おモチのデンプンはまた、疲れもとってくれるでしょう。

昨年、パリに行った時は、おモチを持参しなかったのですが、そのことを後悔していると、日本食レストランのデザートで、草モチを見つけました。お蔭でとてもお腹の調子が整いました。なかのアンの小豆も、炭水化物を分解するビタミンBを含んでいますから、やはり身体を温めてくれるものです。

⦿賢い外食のとり方を

旅先だけでなく、仕事をする女性の場合は、外食の機会が多くなります。

特にOLなど、会社勤めの場合、昼食はどうしても外食が続き、

「からだに好い食事なんて、とても無理」

と、あきらめてしまう人が多いようです。

そんな時、一番いいのは「おそば」です。それも、「汁そば」ではなく、冷たい「ざるそば」がいいでしょう。前述のように、火力を通した加熱水分は、身体を冷やします。ですから、煮たおそばより、つけ汁につける冷たい「ざるそば」の方がいいのです。

加熱水分をたくさんとると、体中の酸素を逆に奪うので、眠くなったり、消化吸収を悪くします。細胞も弱ってしまい、寿命を縮めかねません。

また、汁に含まれる塩分を、取り過ぎないことも大切です。

前述のように、朝食をシッカリ取っていれば、昼食はデンプン質を補う程度の軽いもの

で充分なのです。その点でも、メン類はお勧めです。

メンがイヤなら、フルーツサンドイッチや、野菜サンドイッチという方法もあります。昼食に、ハンバーガーやカツ丼など、動物性脂肪や動物性タンパク質をとるのは、ホントは避けた方がいいのです。時間がなくて、というならコンビニでおにぎりを買って食べる方がずっといいでしょう。

消化吸収のしにくい動物性の脂肪やタンパク質をとると、消化を助けるために、血液が胃や腸などの腹部に集まります。すると、脳の血液が不足し、脳が酸欠状態になってしまいます。その結果、眠気が起こり、午後の仕事は集中力を欠いたものとなるでしょう。

「今日は元気がないから、スタミナをつけるために、ステーキかうなぎだ」

なんて、とんでもないことです。うなぎの脂肪は動物性脂肪で、高いコレステロールとなります。うなぎやステーキは、また一種の刺激物ですから、興奮して元気になったように感じても、それは栄養とはいえません。もともと元気のあまっている人が、たまに食べる分にはかまいませんが、それでも食べる時は必ず生野菜をとったり、葉緑素を飲むようにして下さい。

カロリーの高いものが、栄養価も高く、スタミナ源になる、というのはまったくの迷信です。日本のように湿度の高い国では、皮膚呼吸が鈍くなりがちで、カロリーの燃焼力が低いため、そのような高カロリーの食事は、からだに多くの負担をかけます。

どうしても外食でお肉を食べる場合は、動物性のタンパク質や脂肪を分解するビタミンKを含んだ、抹茶や葉緑素の粉末をオブラートやアルミホイルに包んで、小さじ1杯ほどを水に溶かして飲むといいでしょう。

⊙夜会でも、この方法で健康に

外食で問題なのは、昼食の場合より、夜の食事でしょう。

私自身も仕事上、会食がよくありますが、特にお招《よ》ばれの時には、そうそう自由がきかないものです。

夜の食事は、明日の活力源となる良質のタンパク質を補給したいものです。で、一番いいのは、おすし屋です。

おすし屋ならば、エビ・イカ・カニ・貝類など、良質のタンパク質が、生のままでおいしく食べることができるからです。しかも、ご飯と一緒にです。そのご飯も、酢が入っていますから、酸が消化吸収を助けます。

ということは、おすしは、身体にとって非常にいい食べ物だ、ということになります。

ウニなどは、生命力が豊富な食べ物ですから、経済的な余裕がもしある時なら、進んで摂るべき食べ物だということができます。おすしが好きな人には、長生きの人が多いようです。おすしは、長寿のための健康食だといえそうです。

さて、問題はパーティーなどの場合です。

パーティーというのは、コミュニケーションや出会いの場です。従って、その場を楽しむことが大切です。頑固に「肉は、喰わん！」とつっぱねるのもどうか、と思う場面もしばしばです。

そんな時は、食べてもいいのです。楽しみながら。

要は、肉の酸毒を中和させる〝毒消し〟をすればいいのです。前述の抹茶や葉緑素もそのひとつです。食後にお水で溶かして飲めば、簡単に毒消しができるというわけです。

食事の時は、クレソンやグリーンサラダをつけ合わせて食べるのも、大事な毒消し法になります。ビタミンＫや葉緑素が、動物性脂肪を分解して、酸性を中和してくれるからです。

デザートには、パイナップル・パパイアなどがいいでしょう。これらには、タンパク質分解酵素が含まれているからです。また、食後に飲むブラックコーヒーも、酸性を中和させ、肉のコレステロールを分解します。

西洋料理では、お肉を食べるのなら、そのぶん山盛りのサラダをとりますし、食後にブラックコーヒーを飲みます。料理の配列には、ちゃんと意味があるのです。

さて、家庭でお肉を調理する場合はどうでしょう。じつは、ちょっとした工夫で肉の脂をある程度落とせます。

まず、肉の脂身は避け、除くことです。意外に、脂肪が多いのが鶏肉です。コレステロールも高いので、できるだけササミをとるようにします。

一番いい調理法は「しゃぶしゃぶ」です。

ステーキの場合は、焼く前に、肉を植物油に三時間〜半日ほどつけておきます。こうすると、肉の脂が植物油の中に溶けだし、逆に植物油が肉の中に入ることになります。これは選択吸収の働きを応用することになります。あるいは牛乳につけておいてもいいでしょう。

動物性脂肪は、なるべく避けることが賢明なのですが、どうしても摂る場合は、このようにすることです。肉も柔らかくなるため、おいしく食べることができます。

炒めたり、揚げたりする場合は、植物油を使うようにします。植物油としては、オリーブオイルやピーナッツオイル、紅花油がいいのですが、サラダ油でもいいでしょう。

Beauty, Health, Diet

第5章
〈食〉講座2〜応用編

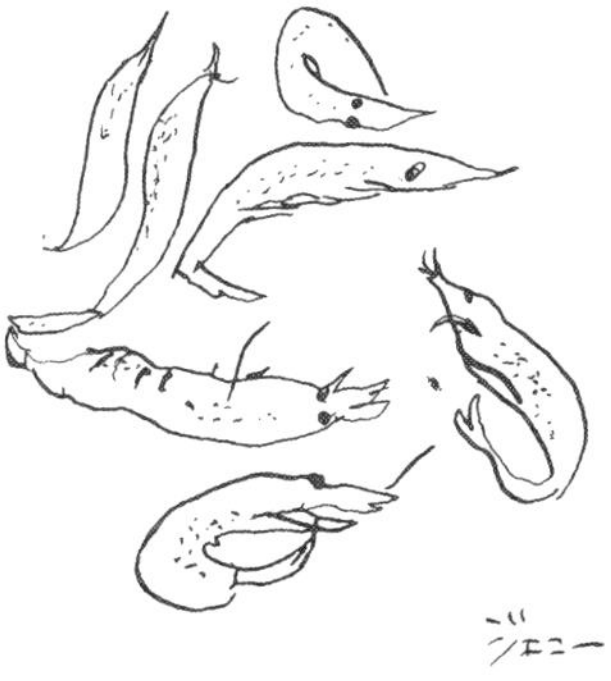

◉「美と健康には自然食」はもはや常識

アントニオ猪木さんと一緒に食事をした時、ふだんは一般の人と変わらない食事をしているけれども、試合の前になると肉食をうんと摂るようにしている、とおっしゃっていました。

肉を食べると、血液が酸性になって、気性が荒く闘争的になります。プロレスのような職業には必要な場合もあるのでしょうが、決して健康にはいいものではありません。

女子プロテニスのマルチナ・ナブラチロワ選手は、長年、世界のトップの座に君臨していましたが、彼女が早くからアメリカ式の肉食を避けて、野菜や果物の自然食をしていた話は有名です。

テニスはとても体力を消耗するスポーツです。また、瞬発力も持久力も必要です。そんなプロテニスの世界で、あれだけ長い間、第一線で活躍できたのは、並大抵な精神力ではないのですが、そうしたからだを、彼女は自然食で作ってきたのです。

持久力や瞬発力を養うのは、肉食ではなくデンプンです。そして、デンプンを効率よく燃焼させるのは、ビタミンやミネラルです。マラソンやボクシング選手でも、スタミナはデンプンや菜食でつける、というのが、今では常識になっています。

ところで、動物性タンパク質や脂肪は、女性の美しい肌にとって、じつは大敵なのです。

外国人女性に比べると、一般に日本人女性の肌は、きめ細やかでシットリとした美しさをもっています。ところが最近は、欧米風の食生活によって、日本人女性に特有の肌の美しさが、だんだん失われてきています。

肌の老化や肌荒れなどの悩みも、外国人女性並みになってきました。

これは動物性タンパク質や脂肪の摂り過ぎが、大きな原因です。肉食でからだが酸性になると、肌に悪影響を及ぼすためです。

ツヤやハリのある美しい肌の基本は、肌が弱酸性で、汗がアルカリ性であることによって保たれます。身体が酸性になると、肌がカサつき、弾力を失い、髪や爪も輝きが失われます。

また前述のように、肉食ですと血液が汚れますから、体内に毒素が溜《たま》ってしまい、ニキビや吹き出物の原因にもなります。

最近、女性の間で「焼肉」が人気だというのも気になります。

美しさと健康を保つのは、まず自然な食事から。これが鉄則です。

本章では、具体的な食事の例を、目的別に紹介していくことにしましょう。

⊙アレルギーの原因は、食べ方にある

最近は、アトピーの子供が急増しています。

アトピーというのは、アレルギー性疾患です。アレルギーは、いまや国民病となりつつあります。小児喘息も同じです。

もちろん、子供だけではありません。おとなも、急に花粉症になり、洗剤にかぶれたり、喘息になるなど、アレルギーに悩むようになりました。

アレルギー体質を増やしている元凶は、食生活の変化です。

朝からパンにバターをたっぷりとぬり、ハムエッグを食べ、夜には焼肉などで肉をたくさん食べる。子供のころの私がそうでした。そのせいで、酸性体質となり、アレルギーに悩みました。動物性タンパク質や脂肪中心の食事をしていますと、身体が酸毒症となり、アレルギー体質になってしまうのです。

もともと人間は、歯の形を見ましても、菜食中心の動物だと判ります。もともとその歯には、肉を切り裂いて食べる能力はありません。野菜や木の実、貝類をとって食べるための構造をもつ歯だと考えられます。

また日本人は、欧米人に比べて小腸が長いのです。これは伝統的に菜食中心の食事をし

てきたことを示します。

ところが、戦後、急に肉食とインスタント食が増えました。インスタントラーメン、カレーライス、ハンバーグ、焼肉……。こうした添加物や動物性脂肪の多い食事ばかりを好んで摂っていると、アレルギーの原因になります。

母親がそんな食事ばかりしていますと、その胎内で栄養をもらって育つ子どもは、誠に不幸です。生まれた時から、アレルギー体質になる恐れがあるからです。

アレルギー体質は遺伝ではありません。今からでも、食事を変えて体質改善をすれば治すことができます。それには、肉食から菜食中心の自然食に戻すことです。

果物や生野菜、海藻類を多く摂り、タンパク質はエビ、カニなどの甲殻類やイカ、貝類などから、また豆類から摂るようにします。そして、加熱水分を少なくし、生水を多くとるようにします。

この実践で、私の体質もすっかり改善されました。また、妊娠中から果物や野菜中心の食事にしたため、二人の子供は、菜食中心のメニューで育ててきました。

⊙加熱水分の摂り過ぎで、アレルギー体質に

美容学校の生徒の多くは、卒業すると美容室に就職します。

しかし、最近彼女たちを悩ませているのが、あのアトピーなのです。

美容室では、シャンプー剤を毎日使うのですが、とたんに手が荒れて、アトピーになる、というのです。

せっかく学校を出ても、それで美容師が続けられなくなるのは可哀想です。そしてこれもやはり、食生活が原因なのです。

日本のお正月は、煮豆や煮しめ、昆布巻きなど、煮物料理が多いものです。

ところが、私の場合、その正月料理を食べていたら、てきめんに鼻の粘膜がかゆくなったり、目がショボショボしてつらくなったことがあります。

それで即、煮物をやめ、生の青野菜、果物、酢のものを多くとるようにしたら、すぐにかゆみもすっかりとれたのです。

じつは加熱水分は、アレルギーの原因になるのです。

といっても、「煮物はいけない」と一概にいうわけではありません。

たとえば、切干し大根や干しシイタケなどは、日に干すことで、ビタミンDが豊富に含まれるので、とても身体にいいのです。これらは、水につけて戻してから、三杯酢にします。また、煮物にします。

大切なのは、バランスなのです。煮物をとったら、生のものや生水をとって、体内に自然水分をおぎなう。煮物と生物のバランスを、じょうずにとることが必要なのです。

塩分や砂糖のとり過ぎも、アレルギーの原因になります。肉食や煮物は、どうしても味つけが濃くなり、塩分や砂糖を取り過ぎることになり、結果的に、アレルギー体質を作りやすいといえます。

塩分を摂り過ぎているかどうかは、手の指先を見るとわかります。指の第一関節から指先までを見てください。黒ずんだようになっているなら、塩分を摂り過ぎている状態です。あるいは、塩分がからだにたまりやすい体質だといえます。塩分は、からだの外に出ようとして、末端の方に集まってくるためです。

このような人は、なるべく汗をかくようにしましょう。汗をなめると塩辛いですね。汗とともに塩分が排出されるからです。

体内にたまった塩分は、体内のカルシウムを破壊してしまい、骨粗鬆症《こつそしょうしょう》の原因にもなりかねません。適度な運動やウォーキングなどで、ともかく気持ちのいい汗をかくようにして下さい。また、入浴で発汗作用を促すのもいいでしょう。

⊙アレルギーは、朝食にカルシウムを

塩分を体外に排出するには、食後に番茶を飲むのもいいでしょう。番茶には利尿効果が

あるからです。

さて、アレルギー体質を改善する方策をまとめると以下の通りです。

①〈胃を強くする〉――「病気は胃から」です。病気になると、まず食欲が落ちます。病気を早く治すには、胃を休ませるのが一番の早道です。

②〈生ものをとる〉――アレルギー症状を示す人は、どうしても「生ものを食べる」のを躊躇してしまいます。しかしそれは迷信です。逆に、生ものをとらず煮物ばかりとっていると、生体の強化は、はかれなくなります。

自然界の動物は、身近にあるごくすくない種類の食物だけを食べて生きています。しかし、ゾウは鼻炎にはかかりません。人間だけに、アレルギー症状があるのは、ほんらい食べるべきもの以外のもの、つまり動物性食品や、煮たり・焼いたりといった加熱食物を、多く摂っているためです。それは生体の抗体産生能力を低下させるのです。

③〈動物性食品をなるべく避ける〉――アレルギーには、人間の体内組織に含まれているヒスタミンという物質が関係しています。

アレルギー体質の人が、動物性タンパク質などのヒスタミン遊離を招きやすい食物を摂ると、その人特有のアレルギー症状を起こします。

したがって、高ヒスタミン状態を最も招きやすい肉や魚、卵はなるべく食べないようにします。ヒスタミンの濃度が最も高い組織は皮膚で、次に肺、腸、肝臓、腎臓という順になります。軽いアレルギーでも、皮膚に出るのはこのためです。

④〈カルシウムを多くとる〉——血液が酸性に傾く状態を、アチドージス（酸毒症）といいます。これはアレルギーがひどくなって、中毒症状を示した状態です。

これを健康体に戻すためには、多量のカルシウムをとって、酸化した血液を中和し、正常な弱アルカリにすることが必要です。同時に、血液を酸性にする脂肪、砂糖のような酸性食品、カルシウムの吸収を妨げる塩分などは控えます。

一日の食事で一番大切な朝食で、デンプン質と、ビタミンを含む野菜・果物、カルシウムを多く含むコンブ・ワカメ・海苔といった海草類をシッカリ摂ることが大切です。

⊙父のガンが治った!

私の父が、「あと三カ月もたない」と宣告されたガンから、食事療法によって奇跡的に回復したことは、前にも述べました。

父は長野県の出身で、三度の食事に、漬物とみそ汁を欠かしたことがなく、鯉の甘露煮といった塩辛い煮物が好きでした。いわば塩分の多い食生活を送ってきたわけです。

その後、美容の修業のためにアメリカにいた頃は、忙しい毎日の中で、お金を節約するため、ハンバーガーをかじりながら、コカコーラをガブ飲みする、という食事を日常していたようです。

それで、帰国後の食生活も、ずっとアメリカ式の肉食中心でした。こうした長年の動物性タンパク質や、脂肪・塩分の摂り過ぎによって、すっかりアレルギー体質になってしまったのです。

このような食事では、ガンになりやすい体質になるのです。

また他に、うなぎ・どじょう・サバ・ニシン・マグロ・サンマ・イワシ・クジラなどは、タンパク質の成分が細胞に吸収されず、皮下にたまり、脂肪となって、からだを太らせ、結果的にガン細胞を成長させる大きな栄養源になってしまいます。

既に高齢で、弱っていた父の手術を断念し、食事療法を決断した母は、父を自宅に連れ帰りました。

そして、病院からもらった薬は一切飲ませずに、一日何回も青汁や葉緑素を飲ませ、その他は、消化の良いデンプン（くずイモや柔らかいご飯など）と果物を少量ずつ、六、七回に分けて与える生活を断行しました。

弱った身体には、少しずつ、少しずつ与え、栄養を徐々に吸収させることが大切でした。

そうするうち、食物の吸収も排泄もまったくできなかった父が、だんだん食べ物を受けつけるようになり、またお通じもつくようになってきました。吸収～排泄の回路が修復されることで、生命維持の機能が再開したのだと思います。

その後、回復の具合を見ながら、「青汁」と自然食を続けたのですが、なんと三カ月ほどで、父は見違えるほど元気になりました。

「青汁」は、前述のように、ビタミンKと葉緑素をたっぷり含んだ生の青野菜……クレソン・ホウレン草・春菊・サラダ菜・パセリ・セロリの青い葉……などから三種類を選び、すりこぎですって布でこすか、ジューサーで絞った汁、大さじすり切り1杯分に、レモン汁1/2個分とハチミツ小さじ2杯、水を加えたものです。

この「青汁」を毎日飲んでいると、強力なガン予防になります。また、このような時には、ビタミンKを多く含む葉緑素を水でといて飲むことも、大変効果があります。

タンパク質は、植物性タンパク質を多く含む豆腐、納豆などの豆類や、エビ、カニなどの甲殻類や貝類などからとるようにします。

ガンにならない食事法、ガンをも治す食事法をご紹介しました。

⊙美しくやせる、ダイエット食

すこしでも「やせたい」という思いは、女性の永遠の願いのようです。

毎年、夏が近づく頃になると、さまざまなダイエット法を紹介する女性誌で、本屋さんは大賑わいです。

でも、無理なダイエットは禁物です。シワの原因になったり、みずみずしい肌や若さが損なわれてしまうからです。また、明るさやハツラツさまで奪ってしまうような、極端なダイエットまであるようです。

ですから、減量だけに執着するのは危険です。とはいえ、太り過ぎは成人病の原因です。ここでは、単なる減量ではない、健康で美しいプロポーションをつくるための方法を考えます。

まず、どうして太るのでしょう。その主な原因としては、

①食べすぎ、
②動物性脂肪のとりすぎ、
③糖分のとりすぎ、
④運動不足、
⑤寝る前にものを食べる、
⑥ヨード分の不足、

などがあげられます。

さて、一日に消費されるエネルギー量以上に食べていては、太るのは当たり前です。また、一日、オフィスで座り仕事をしていたり、家事も簡単にできるため、動くことが少なくなったり、とにかく運動不足です。

余分な栄養分を、体内に蓄積させないように、また血液の循環をよくし、新陳代謝を促すためにも、からだを充分に動かすことです。毎日十分間でも、決まった体操をするのもいいでしょう。

私は、ちょっと太ったかなと思うと、第六章に紹介する気功体操をします。これをすると、一週間ほどでからだがしまってくるのです。

タンパク質は、たびたび述べますが、大豆・納豆・豆乳などの植物性か、エビ・カニなどの甲殻類やイカ、貝類からとるようにします。

そして、一日の「食事の摂り方」がおおいに重要になってきます。

夜は、眠るための時間で、夜中十二時を過ぎると体温が低下し、細胞の活動が弱まります。ですから、夜十時を過ぎたら、もう何も食べないようにして、余分な栄養が蓄積しないようにします。

食べすぎを防ぐには、よく噛んで食べることです。脳の満腹中枢に指令がいくのは、食べ始めてから早くて二十分後です。食べるスピードが早いと、満腹感が追いつかず、ついよくなります。

食べ過ぎてしまいます。また、ゆっくり噛んで食べると、唾液がよく出ますから、消化がよくなります。

⊙「太らない」一日のメニュー

前述のように、ダイエット中だといって、朝食をぬく女性がいますね。

「ご飯は太るから、食べません！」

なんて壁書きを貼っている人もいます。これでは、必ず身体をこわします。

前述のように、朝食は、一日の原動力。三回の食事の中で一番大切です。

これも前述のように、朝は、エネルギー源であるデンプンがまず必要で、体調を整えるビタミンやミネラルも、タンパク質や脂肪も、デンプンがないと、消化吸収されないのです。朝食にはご飯をきちんと食べ、生野菜や果物、海草類をしっかりとる、これで決まりです。

朝食でとったカロリーは、その日のエネルギーとして消費されますから、仮にご飯を茶わんに2杯食べても、決して太ることはないのです。

ところが、朝食を抜きますと、前の晩の夕食から何も食べていないわけですから、昼食時にはお腹がペコペコです。すると、前述のように、ついボリュームのあるランチを食べてしまい、かえって太る結果になるのです。

食べ過ぎを防ぐには、食前にリンゴを1/4個ほど食べるのです。抜群の効果があります。リンゴは、満腹感がでるため、後の食事の量をおさえることができます。

甘いもの、特に白砂糖は、血液を酸性にし、太る原因になります。甘みが欲しい時には、果物をとりましょう。干し柿などのドライフルーツは最適です。どうしても、という場合は、ビタミンがあって脂肪分の少ない「あずきあん」を使った和菓子にします。

また、便秘も肥満の原因になるので、デンプンと自然水分を充分とり、食物繊維を多く含む野菜や海草類をたくさんとることです。とにかく、便秘・宿便は大敵です。

⦿ボディラインを美しくする食事法

いろいろなファッションを、季節ごとに、ステキに着こなせたら……これは、誰しもが願うことです。

ところが、からだの線に気になる部分がある……となると、どうしても思うようにファッションを楽しめなくなりますね。

脚の太さが気になる人は、脚を隠そうといつも同じようなパンツを選んでしまうでしょう。おなかのたるみが気になる人は、ウエストをしめないデザインの服ばかり選ぶのです。

ところが、このからだの線も、食事に気を使うことで美しくなります。

①〈足（脚）を細くしたい〉

——たとえば、足が太いというのは、小腸が弱い人に多く見られます。小腸が弱くなると、デンプンの消化能力が低下し、デンプン質が蓄積され、それが下半身に集まって足を太くしてしまうわけです。

小腸を強くするには、生野菜や果物など、アルカリ性食品を食べることです。また、小腸を、お腹の上からさするように柔らかくマッサージする習慣をつけましょう。

②〈ヒップのたるみをなくしたい〉

——ジーンズを、オシャレにきこなしたくても、ヒップラインのたるみが気になる人は、動物性脂肪の摂り過ぎが原因です。余分な脂肪が下半身にたまり、それがヒップのたるみになっているのです。

また、砂糖類や甘いお菓子の摂り過ぎも、からだを酸性体質にし、脂肪の消化吸収を低下させるので、余分な脂肪をつけてしまうことになります。

タンパク質は、たびたび繰り返しますが、大豆・豆腐・ゆばといった植物性タンパク質や、甲殻類、貝類からとります。脂肪は植物油やゴマ、クルミなどのナッツ類からとるようにします。

また、生野菜や果物、海草類をたくさんとり、酸性体質を改善します。

③〈豊かで形のいいバストにしたい〉

――これも、食事によって作られます。

胸を豊かにするには、カボチャやサツマイモなどのデンプン質をとることです。扁平な胸の女性には、イモ類やカボチャなどが嫌いな人が多いようです。デンプン質は、夜に取り過ぎなければ、太ることはないのです。

特に朝と昼は、ご飯やメン類、イモ類などを豊富にとりましょう。

また、キャベツ・ホウレン草・さやえんどうなど、ビタミンBを多く含む青野菜や、夏ミカン・グレープフルーツなど、ビタミンCを含む柑橘類もたくさん食べるようにします。チーズなどもビタミンA、Bを多く含み、胸を豊かにしてくれます。

最後に、日頃から姿勢を正しくすることが大切です。胸の前で両手のひらを合わせ、ヒジを真横に張って、手のひらを押しあうバストアップ運動も、効果があるでしょう。

⊙肌を美しくする食事法

美しくきめこまやかな肌……これも食事によって作ることができます。

そもそも美しい肌の基本は、皮膚が弱酸性、汗がアルカリ性であることによって保たれます。ところが、肉食中心の食事によって、からだが酸性に傾くと、血液も濁って酸性となり、同じ体液である汗も、酸性になってしまいます。

その酸のために、肌のキメが荒くなり、ツヤやハリが失われ、カサつき、弾力もなくなってしまいます。動物性タンパク質や脂肪を摂り過ぎる、肉食中心主義は、美しいお肌の大敵です。

ですから、肉食中心をやめ、植物性タンパク質や植物性脂肪を摂るよう、心がけます。もし動物性のものを摂る時には、前述のように、クレソン・パセリ・サラダ菜など、青い生野菜をたっぷりとることで、酸性を中和し、解毒するようにします。

また、肉を摂る時には、赤ワインを飲むのも解毒になります。前述のように、食後のブラックコーヒーや抹茶も、やはり解毒効果があります。

敏感肌やアレルギーで肌が弱いという人も、酸性食品の摂り過ぎによって、そうした体質になっていることが主な原因ですから、やはり肉食中心の食事をやめ、煮物や塩分もとり過ぎないようにします。

また、食べ過ぎも、お肌の美しさをそこないます。

さまざまな食材が手に入り、世界中の料理を味わえる昨今、どうしても過剰摂取になりがちです。ところがこれと逆に、職場でも家庭でも、昔に較べて労働量が著しく減り、エネルギー消費の方は低下しています。

このような具合で、必要以上に食べたものは、消化不良を起こし、皮下脂肪がたまります。その上、余分な脂肪が肝臓に負担をかけ、肝臓の解毒作用が低下してしまうのです。そのため、体内に毒素がたまって、肌にきれいな血液や水分が行きわたらなくなるために、肌の美しさが損なわれてしまうのです。

ニキビというのは、肝臓や小腸の機能が鈍った時に、肝臓にひっかかった余分な脂肪が、乳酸に変わったものです。完全に分解されずにひっかかった脂肪が、ニキビのもとになるのです。

ですからニキビなどのトラブルがない肌を作るには、油の過剰摂取を避けることと、同時に肝臓や小腸の機能を整えることです。そのために、果物や、ビタミンBを含んだ野菜を食べましょう。果物は、夏ミカン・ダイダイ・スダチ・カボス・レモンなどの柑橘類がいいでしょう。

⊙肌を白くし、シミ・ソバカスをなくす食事法

「色黒なのは、生まれつき」

とあきらめていませんか？　肌の色が黒いのは、塩分を摂り過ぎているためです。です

から、食生活を変えると、白い肌になることができます。

海辺に住み、いつも潮風にあたっている人は、色黒の人が多いといいます。〝塩焼け〟という言葉もあるほどで、これは強い紫外線に加え、海から吹きつける風に常にさらされ、塩分が身体に入るから、肌を荒らすのです。

塩分は、メラニン色素を沈着させるのです。シミ、ソバカスなども、メラニン色素が沈着したもので、塩分過剰が第一の原因となります。

色黒が気になる人は、紫外線対策はもちろん、食事によってとる塩分の量をできるだけ減らすことです。塩分の摂り過ぎは、メラニン色素を沈着させるほか、体内の血液循環を低下させますから、新陳代謝が悪くなり、お肌のトラブルが多くなります。

もともと、生野菜や果物の中にも、天然の塩分は含まれているのですから、塩分をとるにしても、ごく少量でこと足りるのです。意識してとる必要はないのです。

できるだけ「うす味」を心がけ、塩気の少ない味に慣れるようにしましょう。調味料でも、なるべく塩分を使わず、お酢類やレモン果汁を使うといいでしょう。

塩分と油を摂り過ぎると、血液の流れが悪くなり、皮膚の組織を形成する細胞に、変化が生じ、シミやソバカスができやすくなります。

さて、外食などで摂り過ぎた塩分は、入浴や運動で汗を流し、体外に排出することを心がけます。たびたび述べてきたように、お茶などの加熱水分を、食後に飲むことで、塩を抜く方法もいいでしょう。

加熱水分は、摂り過ぎた塩分を、尿と一緒に排出してくれます。ただし、塩ぬきができたら、たっぷりと自然水分を補給してあげることも忘れずに。

また、白い肌のためには、グレープフルーツやオレンジ・夏ミカンなどの柑橘類を進んで食べましょう。フランス人の女性は、きめこまやかな、しっとりとした肌をつくるには、グレープフルーツを好んで食べる、ということです。

柑橘類のビタミンCは、メラニン色素を薄くし、果物のアルカリは、皮膚呼吸を活発にして、新陳代謝を促し、肌を白くなめらかにしてくれます。

こうした食生活を一〜三年、根気よく続けると、黒肌が白くなるでしょう。また、シミ、ソバカスもなくなってきます。

シミを作る原因には、肝臓の機能低下もありますから、内臓機能を高めてくれる果物のアルカリは、その意味でも効果があります。

⊙シワのない、つややかな肌を作る食事法

人間の身体の七十五パーセントは水分です。それが体内で、循環しているのが健康な状

態といえるでしょう。ところが、年齢が高くなると、体内から水分が失われ、五五パーセントくらいになります。

シワやタルミがでてくるのは、このように、老化によって体内の水分が失われるためです。ですから、水分をあまりとらないでいると、シワの原因になります。

たとえ老化がきても、シワのない美しい素肌を保ちたいと願うのは、私たち女性の本音でしょう。

日頃から、自然な水分を補給しましょう。シワは確実に予防できます。

補給する水分は、もちろん熱を加えていない生水、果物、生野菜などの自然水分です。たっぷり摂って体内が潤っていれば、みずみずしい肌が保てますから、シワはできにくくなるでしょう。

果物の中には、水分が九十パーセントも含まれています。また、ビタミンCが血液をきれいにし、肌を白く、なめらかにしてくれます。

前述のように、水道水を安全においしく飲むには、日頃私は、ホーローヤカンに木炭を入れてためておき、ろ過して飲むようにしています。外出する時には、その水をミネラルウォーターのペットボトルに入れて持ち歩きます。

あるいは、水さしにためた水に、皮をむいたレモンの輪切りを入れておくのもいいでしょう。カルキ臭さを消すとともに、ビタミンや酸素の補給にもなります。

ただこの場合、忘れてならないのは、朝食にデンプン質をきちんと摂っておくことです。デンプン質が体内で燃焼して、からだを温めておくことがポイントです。そうしないと、自然水分が、からだにうまく吸収されません。

また、デンプンは、体内で炭水化物と水になりますから、デンプンをとることは、水をとることにもなるのです。

お湯やお茶などの加熱水分は、塩ぬき以外のためには飲まないことです。かえってシワの原因になります。

塩分の摂りすぎも、シワやタルミの原因です。塩分をたくさん取ると、からだはその分だけ大量の水分を必要とします。そのため体内の水分が失われ、カサカサ肌になるのです。塩分過剰は、お肌の大敵です。

前述の、生青野菜のしぼり汁＝青汁も、つややかな肌を作るのに、とても効果がありま す。青汁の葉緑素やビタミンKが、血液を清めて細胞の再生力を活性化してくれるからで、肌はつやつやになり、シミやソバカスの予防になるのです。

⊙つややかで美しい髪のための食事法

ヘアスタイルが、思いどおり決まった日は、もうそれだけでウキウキと嬉しくなり、外出する足取りも軽くなります。

カットやパーマも、髪そのものが健康でないと、なかなかうまく決まりません。反対に、健康でイキイキした髪の毛は、無造作にまとめただけでも、ステキになりますね。

最近は、パーマやドライヤーによるブローのしすぎで、パサついた髪質の人が多いようです。昔の女性の髪は、しっとりした黒髪が多かったといいます。

しっとりとしたいい髪質をつくるには、髪の栄養となる食品を摂ることです。

まず、髪を美しくする栄養素にヨードやカルシウムがあり、これらを多く含む、ワカメ・コンブ・ヒジキといった海草類や、エビ・カニなどの甲殻類やイカ、貝類を多く摂ることにします。また、これらの栄養がじゅうぶん吸収されるように、デンプン質を朝食できちんと摂ることです。

髪につやがなくなったり、赤茶けてきたりするのは、酸毒状態になっているためです。これも動物性脂肪や塩分、白砂糖のとりすぎで、からだが酸性に傾き、それが髪の毛を痛めてしまったのです。

酸性体質になると、弱アルカリ性の血液が酸化され、血行が鈍くなり、栄養分が髪の毛や頭皮にうまく運ばれなくなります。それで、髪につやがなくなり、パサパサになってしまうのです。

フケが多くなり、ぬけ毛が増えるのも、からだが酸性に傾くことが原因です。ですから、たびたび述べることですが、肉類をさけ、豆類や、先の甲殻類、イカ、貝類などでタンパク質を摂るようにします。

脂肪も、ごまやピーナッツなどのナッツ類や、オリーブ油やサフラワー油などの植物性のオイルを使用します。

私自身は、黒ごまをすりこぎですったものを、毎日朝食の後に小さじに1杯ずつ食べるようにしています。

また、日光浴を心がけましょう。骨や皮膚、毛髪をじょうぶにするビタミンDが、体内にできるため、豊かな黒髪になります。日光浴は、カルシウム吸収も促進します。ぜひ心がけたいですね。

生の青野菜や果物も、もちろんとります。弱アルカリ性体質にするためです。

⊙疲れ目を防ぎ、美しい瞳にする食事法

目は、口ほどにものをいいます。

瞳は、いつも美しくありたいものです。輝きのある美しい目は、最大のチャームポイントとなるからです。

仕事で疲れたり、睡眠不足になると、どうしても瞳がどんより濁《にご》ってきますが、食事の面でいえば、酸性体質になると瞳の白目が濁ってきます。肉類や魚類、砂糖・塩分をとり過ぎると、酸性体質になります。

これらのとり過ぎは、必然的に肝臓をおかすからです。そのために、瞳が濁ってくるのです。

たとえば、お酒を多量に、連続して飲んだり、刺激性の強いカラシやワサビを過剰に摂り続けると、肝臓が弱って白目が、黄色くなります。

目だけでなく、皮膚も黄色く黒ずんだようになります。

肝臓を回復させ、強くするのに一番いいのは、葉緑素の多い野菜を、生野菜で摂ることです。サラダ菜・パセリ・三ツ葉・ホウレン草・青ジソ……を数多くとりましょう。そうすれば、肝臓の働きは正常になり、濁った目やショボショボした目が、ハリのある、パッ

チリとしたチャーミングな目へと回復します。

リンゴやニンジンに多く含まれるビタミンAも、疲れ目には効果があります。一日一回、きれいな水で洗眼するのもいいでしょう。

ところで、目は、日光によって栄養を与えられています。光のエネルギーを、目に受けると、植物が光合成によってデンプンを作るように、目もデンプンを合成します。疲れた目は、日光に当たるだけでも、疲労がずいぶんとれるでしょう。

逆に夜、目は疲れやすい条件にありますから、外が暗くなったら、必要以上に目を使わないことが、ほんとうは一番いいのです。

デンプンを毎日、特に朝の食事で不足なくとることも、目の健康を保つには大切です。デンプンの吸収率がいいのは朝ですから、たびたび述べていますように、朝食を毎日しっかりとることが肝心です。

私自身、小学生の頃、正しい食事のとり方を知らないために、朝食時にとるべきデンプン質、果物、生野菜が欠乏し、それがもとで近眼となり、慢性結膜炎にもなったのです。前述のように五年間、週三回眼科に通いました。ところが、正しい食事法に切り替えた時から、うす紙をはがすように、順調に結膜炎が回復していったのです。

⦿更年期の食事

「更年期」というのは、二十代や三十代の頃には、名前は知っていても、具体的にどんなことが起こるのか、想像できません。

女性にとっては、次のステップへと移行する転換期で、ちょうど乗っていた車の車輪を、新しいものに取り替える時期と考えることができます。

転換期なので、すぐに調子よく走り出せるわけがなく、またその時、からだはさまざまな変調を起こすのです。

変調のあらわれ方は、人によって違いますが、私の場合は、甲状腺が弱くなって起こるトラブルが出てきました。その時に初めて気づいたのですが、それまでは甲状腺にいい食べ物が嫌いで、ほとんど食べていなかったことです。それが更年期になって、てきめんにあらわれてきたというわけです。

そこで、食事を徹底的に変えました。このお蔭で、具合がよくなってきましたが、この症状がきっかけとなって、ハーブが好きになったり、自然に対する感性が鋭敏になったり、それまで以上に、熱心に食事法に取り組むようになりました。

私にとって、更年期は女性としての転換期だったというだけでなく、人生の転機でもあり、大きなステップ・アップの時期でもあったのです。

更年期には、甲状腺のトラブルだけでなく、副腎皮質などのホルモン・バランスが崩れたり、自律神経失調症になったりします。

この時にいいのは、鉄分やヨードを多く含むエビ、カニなどの甲殻類やイカ、貝類です。これらを刺身で頂くことです。しょうゆを入れた小皿とレモン汁を入れた小皿と二つ用意しておき、しょうゆに軽く漬けたあと、レモン汁に漬けて食べるといいでしょう。レモンの他に、スダチ、ダイダイなどどれか一種類の汁でもいいでしょう。

すると、その柑橘系果物の酸の働きによって、吸収がよくなるのです。今日が甘エビなら、明日はホタテ、明後日イカ……というように、できれば毎日、種類を変えて食べます。

また春にはアサリやシジミなど、旬の貝類をつとめてとりましょう。その場合もできるだけシンプルに、さっと酒蒸しなどにするといいでしょう。この時期はちょうど潮干狩りのシーズンで、アサリの身も太っておいしいでしょう。

また、ニンニクも効果的です。ニンニクはホルモンの分泌を促して、アンバランスを整える働きがあります。閉経期すぐの女性が、ニンニクを食べて、再び生理が始まったという報告もあるのです。

大豆・納豆・豆乳、ヨーグルト、ホウレン草、トマト、ピーマンなど、鉄分の多いものも多くとります。また野菜のアクは、アルカリ性が非常に強く、身体が酸性に傾くのを中和してくれます。ですから、水にサッとくぐらせる程度で、アクをさらさず、そのまま食べるようにすることです。

⊙妊娠中のメニュー

前述の私自身の体験のように、妊娠中は、肉をとらない方が賢明です。

妊娠の時にお勧めしたい食事法を、繰り返しになりますが、ご紹介します。

まず朝は、白米やイモ類などのデンプン質を、生野菜、果物、海草と一緒にたっぷりとります。ビタミン豊富な生野菜は、母体に抵抗力や体力をつけてくれます。また、カルシウムが多く含まれる海草類も、積極的にとりたいものです。

昼は、白米やうどん、そば、パンなどのデンプン質を補うことです。

夕食には、豆腐・納豆・ゆばなど植物性のタンパク質や、カニ、エビなどの甲殻類やイカ、貝類をできるだけ生で食べ、良質のタンパク質を摂ります。

この時、「緑」「黄」「赤」の野菜や果物をとる、ということです。

信号と同じですから、覚えやすいと思います。

「緑」は、クレソン・サラダ菜・三ツ葉・ホウレン草・春菊・青じそ・セロリの青い葉・

キウイフルーツなど。

「黄」は、キュウリ・カボチャ・サツマイモ・夏ミカン・レモンなど。

「赤」は、トマト・ニンジン・リンゴ・サクランボなどです。

それぞれが、妊娠中の母体には、欠かせないビタミン類などを含んでいます。

「緑」は、葉緑素やビタミンB、Kを多く含み、新鮮な血液を作るために欠かせないものでしょう。

「黄」は、ビタミンCが多く、血液を浄化する働きがあります。

「赤」は、ビタミンA、カロチンを多く含み、抵抗力や体力をつけてくれます。

緑は朝に、黄は昼に、赤は夜に、なるべく食べます。


また妊娠中には、ぜひ夏ミカンを食べましょう。夏ミカンだけでなく、レモン・グレープフルーツ・オレンジなどの柑橘類は、安産のためにぜひお勧めしたい食品です。新陳代謝を促し、胃液の働きを助けてくれるからです。

また、自然水分も多いので、羊水が増え、赤ちゃんが順調に育ちます。夏でしたら、スイカもいいでしょう。羊水を増やします。ただし、柑橘類は、昼はからだを温めますが、夜食べるとからだを冷やします。夜は、できるだけ避けましょう。

⦿頭をよくする食事法

「頭がいい、悪いは、生まれつきよ」
と思う人も多いでしょう。しかし、これも食べ方によって変わってきます。というのも、食べ方によって、大脳の働きを活発にさせ、記憶力や集中力をぐんと高めることができるからです。

まず脳の成分は、タンパク質・脂肪・水ですが、中でも大切なのは、タンパク質です。といっても、肉や魚などの動物性タンパク質のことではありません。

動物性タンパク質は、血液を酸性にし、脳の働きをにぶらせます。血液をアルカリ性にして頭の働きを活発にするのは、野菜や果物です。また、前述の良質のタンパク質をとることです。

また、タンパク質だけをとればいいかというと、そうではありません。タンパク質が体内で再合成されるために、前述のように、デンプンの酸素・水素・炭素が必要なのです。

ですから、デンプンをしっかりとっていないと、結果として、頭はよくならないのです。ご飯やイモ類などのデンプン質を、きちんと摂ることを、忘れてはなりません。

ところで、頭の回転をよくするのに効果的な成分があります。リン酸カルシウムです。

頭の回転をよくするには、からだを燃やして新陳代謝を活発にし、血のめぐりをよくすることが必要です。

リン酸カルシウムは、まさにこの働きを担う成分で、ちょうど車のガソリンのようなものです。ガソリンがないと車が走らないように、このリン酸カルシウムがないと、頭はうまく回転しません。

リン酸カルシウムは、エビ、カニなどの甲殻類、イカ、貝類、海草類、山イモ、玉ねぎ、ニラ、卵白などに多く含まれています。ただし、リン酸は「生のままで」とらないと効果がありません。これまで繰り返し、こうした甲殻類・貝類を「生でとる」ことを強調してきたのは、このためなのです。

たとえば、生ガキに、すりおろした山イモをかけて食べるのは、最高に頭をよくしてくれるメニューです。この時、レモンやカボスなどをそえ、その汁をしぼって食べるといいでしょう。リン酸は、胃液と結びついて初めて、消化・吸収されるので、特に胃の弱い人の場合は、こうした柑橘類の酸が、消化を助けてくれます。

他に、夏ミカンにも、このリン酸カルシウムは豊富に含まれています。また、バナナ・イチゴ・イチジク・キウイフルーツの種・シシトウ・オクラなどにも、多く含まれています。

山イモのおろしたものに、納豆、ショウガ、卵白一個分を混ぜ、しょうゆとみりん少々で味を調えたものを、ご飯にかけて食べる。これは簡単でおいしく、頭の良くなるメニューです。

不思議だなと思っていたのですが、頭脳の明晰な人には、すっぱい夏ミカンや甲殻類が好きな人や、うす味の好きな人が多いのです。

ついでですが、怒りっぽい性格の人でも、食べ方によって、その性格を変えることができます。簡単にいえば、肉食から菜食へと転換することです。

⊙受験生のための、頭のよくなるジュース

受験は、マラソン・レースです。

お母さんは、わが子のコンデションを整え、なんとか受験に勝ちたい、と切実に願うものです。

そんな時、ハードな受験期を乗り切るためと、スタミナ料理をお子さんに食べさせていませんか。じつは、この微妙な時期、ボリュームのある肉料理などは、まったく逆効果です。夜中にお腹がすくから、夜食と称してインスタントラーメンを毎晩のように食べる、というのもお勧めできません。

どちらも血液を酸性にする食物だからです。酸性になった血液は、めぐりが悪くなるため、頭の回転も鈍くなるのです。

そんな受験生にお勧めのものをご紹介します。

リン酸カルシウムのジュースです。リン酸カルシウムは、間脳に栄養を与え、頭の回転をよくし、集中力を抜群に高めてくれます。

材料は、レモン1個の絞り汁、卵白1個分、スプーンに1、2杯のハチミツを用意します。これを全部合わせ、泡立て器で泡立て、上の方に白い泡ができたら、これにラップをかけて、夏なら三時間ほど、冬なら五時間ほど置きます。その間に、泡の部分が化合し、リン酸カルシウムとなるのです。

冬なら、室温でそのまま置いてもいいのですが、夏なら、冷蔵庫に入れておくようにします。そして飲む時は、これをグラスに1/4の量ほどを取って飲みます。この分量では、ちょうど二回分です。一日に一回作って、朝晩二回飲むだけでも充分です。

ただ、作ったらできるだけその日のうちに飲むことです。一日以上おくと発酵して、酸っぱくなってしまうのです。

以前、知人で、受験期の子供をもつお母さんに、このジュースをお勧めしたところ、ビックリするほど、勉強の能率が上がり、成績もアップしたそうです。もちろん、無事に志望校に入ったとのこと。

ところでこのジュースは、老化の防止にもなり、また記憶力のアップにも効果がありま す。また、便秘を治すのにも効果があり、お肌もつやつやかとなるのです。

私自身は、更年期を迎えた頃、不眠症になったことがあります。ところが、間脳に栄養を与える、このリン酸カルシウム・ジュースを、寝る前に飲むようにしていたら、以来ぐっすり眠れるようになりました。

ただ、お子さんによっては、のぼせる体質の子もいますから、一度試してみることです。幼児から十三歳ぐらいまでは、体内にリン酸をもっているため、飲む必要がない場合があります。

⊙大豆・ごまも頭をよくする食品

頭を使うと、脳の中のグルタミン酸という成分が消費されます。

頭を使えば使うほど、その代謝が活発になるので、その分量のグルタミン酸を補う必要があります。

このグルタミン酸は、大豆の中に多く含まれています。頭の働きを助けるためにも、大豆や豆乳をたっぷりととりましょう。

大豆は、良質のタンパク質・脂肪・ミネラル・ビタミンをたくさん含む、栄養価の高い食品です。また、脳にとって大切なタンパク質を生成するのに、なくてはならない必須アミノ酸を含んでいますから、頭をよくするのには、欠かせないものです。

最近、アメリカで評判になった天才児がいました。小学生で大学に入り、今は会社の社長をやっているそうです。じつは、この少年の母親は日本人で、この少年は、納豆が大好きなのだそうです。

大豆を食べる子は、秀才に育ちます。


もう一つ、頭を使うと脳の中で消費される成分に、レシチンがあります。

レシチンは、良質の脂肪からできていますが、これを多く含む食品の代表は、ごまです。ごまには、脳組織や神経組織の働きをよくする、必須脂肪酸が多いので、頭をよくするのには最適の食品といえそうです。

ただ、たくさんを一度に食べると、のぼせることがあるので、夏は一日に小さじ1杯、冬は大さじすりきり1杯程度でいいと思います。私も生の黒ごまをすって、毎日食べるようにしています。

ごまは、栄養面では、良質のタンパク質、ビタミンB・C・E、ミネラルが豊富で、大変な健康食品なのです。同時に、独特の風味が食欲を旺盛にしてくれるので、受験期の疲れで、食欲が落ちた時などにも効果的です。

ごまだけでなく、クルミなどもレシチンを含み、脳や神経組織の働きを活発にしてくれます。

一方、こうしたミネラルを破壊してしまう食品があります。

それは白砂糖です。疲れた時、私たちは甘いものを欲しくなります。が、その時は白砂糖を避けて、ビタミンB群やカルシウムなどのミネラルを含む黒砂糖か、ミネラルを多く含むばかりか、微量ながらすべてのビタミンを含むハチミツをとるようにしましょう。

もちろん、いくら頭にいい食事とはいえ、食べ過ぎては何もなりません。過食をすると、消化吸収をするため血液が胃腸にあつまり、脳の血流が悪くなって、さっぱり効果が上がらなくなります。いつも腹八分目を心がけましょう。

⊙カゼの時のメニュー

「カゼは、万病のもと」

と昔からいわれます。油断すると大病につながる危険があります。「たかがカゼぐらい」

と軽く見ないで、早く対処して治してしまうことです。

カゼは、疲れやストレスがたまり、からだが弱ってきた時に、かかりやすいものです。健康な時なら、細菌やウィルスが侵入しても、抵抗力が働きそれに対抗できるのですが、疲れやストレスがたまると抵抗力が落ちて、細菌やウィルスに感染してしまうのです。

感染を防ぐためには、うがいが効果的です。外から帰ったら、まずうがいです。煎茶か番茶の出がらしに、耳かき1杯ほどの塩を加えてうがいをすると、殺菌効果が高まります。

しかし、それでもカゼをひいてしまったら、当然のことですが、休養と睡眠を十分にとることです。

私の場合、カゼにとても効果のある「特製おモチ」を食べます。

「特製おモチ」とは、こんがりときつね色に焼いたモチ2個の上に、おろした小さいリンゴ1/2個分とハチミツまたは黒砂糖をまぜて、かけたもののことです。

それを温かいうちに食べます。

この時、それにプラスして、生水や果汁をとればいいのです。肉や魚などの脂肪やタンパク質は避けること。間食には、リンゴや柑橘類などの果汁をとります。

モチはとても消化のいいデンプンで、体内で燃焼し、新陳代謝を助け、からだを温めてくれます。さらにデンプンは、こがした方が効果があります。おこげの炭素は、デンプンが体内で燃焼するのを助け、からだを温めるのです。

肉や魚など動物性タンパク質や脂肪のコゲは、発ガン物質といわれるのですが、植物性であるデンプン質のおこげには、発ガンの危険などまったくありません。ご飯のおこげ、香ばしいトースト、焼きおにぎりなど、デンプンのおこげは、ふだんから食べたいものです。

さらに、モチにかけるリンゴは、胃や腸の働きを整え、体力回復に効きめがあります。まったく食欲がない時には、リンゴの絞り汁だけでもとるといいでしょう。リンゴは万病に効き、また長寿のためにも必要な果物です。

また、ハチミツは、ぶどう糖・果糖・タンパク質・ミネラル・酵素などを含みます。

一般に、過食や美食の人ほど、カゼをひきやすいのです。胃が疲れると、胃液の酸が薄められ、カゼの細菌やウィルスに対する抵抗力が弱くなるからです。いつも腹八分目で、カゼの予防をしましょう。

過食や便秘の状態でカゼをひいた時には、絶食や浣腸をして、胃腸の負担を軽くしておき、スイカ・ブドウ・リンゴのいずれかの果実の絞り汁グラス半分に、レモン汁1個分を加えて飲むと治るでしょう。

⊙便秘を解消する食事法

便秘は、本当につらいものです。

つらいだけでなく、腸内に長く便がとどまっていると、宿便といって、たまった毒素が腸の壁から吸収され、さまざまな病気の原因になることがあります。

特に中高年の場合は、この毒素が体中をめぐると、動脈硬化・心臓病・肝臓病を引き起こしかねません。

「下痢で死ぬ人はいないが、便秘で死ぬ人はある」

といわれるほど、便秘を軽く見るのは危険です。

旅に出ると便秘になる人が多いですが、便秘は何らかのストレスが原因で起こる場合が多いようです。取り越し苦労、心配症が原因で起こる場合もあります。

ところで、便秘をすると、肌にも影響が正直に出てきます。お化粧のノリが悪くなったり、吹き出物に悩まされたり……と、女性にとって便秘はまさに大敵です。

また、その他の便秘の原因として、朝食のとり方が関係してきます。たとえば、トーストにバターをつけ、それに紅茶やコーヒーで、朝食をすます人は、便秘になりやすくなります。

朝食には、ご飯をお代わりするくらい食べることです。また、おにぎりを食べるのもいいでしょう。ともかくデンプンをとることです。それに加え、夏ミカンなど、季節の柑橘類をとります。その場合、ジュースにするより、そのまま実を食べると、繊維がとれるので効果的です。

便秘解消には、食物繊維をたくさんとることです。米・オートミール・そばなどの穀類、ゴボウ・レンコン・サツマイモなどの根菜類、豆類、ワカメ・ヒジキなどの海草類、スモモなどの果物には、食物繊維が豊富に含まれているため、これらの食品をとることで、腸を刺激することです。

ひどい便秘の時には、植物性脂肪を一緒にとるといいでしょう。腸内のすべりがよくなって、排便を促してくれます。生のサラダにオリーブ油を多めにたらしたり、ごまやクルミを砕いて加えたりすると効果的でしょう。

便秘で便が腸の中に長くとどまると、水分が吸収されて固くなり、ますます便がでにくくなるので厄介です。こうなると悪循環なので、水分補給が必要です。一日何度も、生水や果汁をとり、青野菜もしっかり食べて下さい。

自然水分はできるだけとること。小さじ1/2の抹茶を、グラス1杯の水で溶き、オリーブ油を2、3滴たらして寝る前に飲むと、とても効果的です。眠っている間に作用し、朝便意をもよおすようになるでしょう。

「頭のよくなる食事法」で紹介したリン酸カルシウムも、便秘に効きます。

⊙老化を防ぐ食事法

東京・六本木の界隈を歩くと、よくすてきな老婦人を見かけます。

まっ白な頭髪に、ピンク色の服を着た、八十代の老婦人で、見るからに楽しそうな雰囲気です。見ていますと、こちらの気分まで明るくなってくるから不思議です。

また、別の七十代の女性は、上品に髪をまとめ、おしゃれなメガネをかけ、さっそうと歩いていています。それがとても魅力的なのです。

そういう人には、出会っただけで、

「生きてるって、楽しいこと!」

と思わせる、明るい活気が感じられます。年を取ることを嘆くより、そんなふうにイキイキと、年輪を重ねられたらいいなと思います。

肌にツヤがなくなる、皮膚がたるむ、体の線が崩れる、動作や頭の回転が鈍くなる……などの老化現象は、体内に酸素が不足することで起こります。従って、人間は、体内に酸素が多くあるほど若さを保てることになります。

記憶力の低下も、体内の酸素が少なくなることが原因です。酸素を取り入れる第一の方法は、ゆっくりと深い呼吸をすることです。第二に、食事法です。

生野菜・果物・生水を多くとることです。この三つには、酸素がたくさん含まれているため、老化防止には最適です。なかでも、夏ミカン・オレンジ・グレープフルーツなどの柑橘類を、毎日食べることは、長生きの秘訣といえます。

繰り返しますが、これらは体内の新陳代謝を活発にします。そして、夜でなく必ず昼間にとることです。

もちろん、煮物中心の食事もあらためるべきです。煮物は、前述のように、加熱水分なので、酸素や酵素を含まず、よく嚙んで唾液の力を借りないと、消化されにくいものです。ところが、柔らかく汁気も多いため、あまり唾液と混ざらないまま、小腸に送り込まれ、不消化になりやすいのです。

年を取って、まず弱くなるのが小腸なので、これではせっかくの栄養もあまり消化吸収されず、元気が失せて老化が進んでしまいます。

一方、生の野菜や果物は、自然水分であるため、酸素や酵素が含まれています。従って、消化がよく、小腸をじょうぶにしてくれます。小腸が強くなると、腰も強くなり、そうそう腰が曲がったりしなくなります。

日本人は、ヨーロッパの老人に比べると、腰を曲げたり、歩く姿勢の悪い人が目立ちます。一般に日本人には、小腸の弱い人が多いのですが、これは煮物を多くとることと関係がありそうです。

煮物イコール老人食、という固定観念を捨て、生の野菜や果物をどんどん食べて、いつまでも若々しく腰を伸ばして、堂々と歩きたいものです。

⦿長寿のための食事法

百歳以上のお年寄を対象にした、長生きの秘訣のアンケートがあります。

それによると、長寿の秘訣は、

①、ものごとにクヨクヨしない。

②、規則正しい生活をする。

③、睡眠・休養を十分にとる。

となっています。

好きな料理のベスト3は、野菜、寿司、刺身。半数以上の方が、主食はお米と答えています。また、好き嫌いはほとんどないが、「肉だけは嫌い」という人が多かったのも、印象的でした。

ご飯を主食に、野菜や魚介を頂く、昔ながらの自然食を実践している人ほど長生きをしていることが、この調査からよくわかります。

山梨県には、棡原《ゆずりはら》という長寿村があります。

最近になって、その生活様式も少しずつ変わってきたそうですが、山に囲まれたこの村では、つい最近まで、まったくの自給自足の生活が保たれていたのです。

八十歳以上の老人が多いことで有名ですが、この村の料理が、ある時テレビで紹介されていました。ざっとあげると、インゲンの煮物、ふきの煮物、ほうとう（山梨県特産のうどん）、ジャガイモをみそで和え、油で炒《いた》めたもの、コンニャクの刺身、「おばく」というウズラ豆の入った大麦のおかゆ……というメニューなのです。

それで、「おばく」に合うおかずとして好まれているのが、生ネギや生みそです。生みそは、麦のこうじ、または〝ふすま〟のこうじから作った自家製のものです。この〝ふすまのこうじ〟には、タンパク質分解酵素が、とても豊富に含まれているのだということです。

まさに、デンプン質、植物性タンパク質、旬の野菜を中心にした自然食です。これこそ長寿食だと実感しました。

ところが、この村でも、今の中年から若い世代では、成人病が急に増えているというのです。これは交通の便がよくなり、外との交流ができたことで、西欧風の食習慣が、ここにも入り込み、食生活が変わってしまったためです。

食べ過ぎや、動物性タンパク質・脂肪のとりすぎが、肥満や成人病のもとになることに、当のアメリカ人が、ずいぶん前から気づき、自然食や日本食へと転換をはじめているのに、本家の日本では、逆にインスタント食品、ファーストフードなどの需要が増すばかりです。

誰でも知っているように、インスタント食品は、あくまで保存と手軽さが、その目的なのです。加工食品であり、食品としての生命力はありません。

こうした食事ばかりでは、若さや健康は損なわれるだけです。イキイキとした若々しい身体と心・頭脳を維持するには、太陽や土、水や空気など自然の恵みによって作られた食品が一番です。風土に合った、昔ながらの長寿食を見直したいものです。

⊙健康でイキイキとした夫

ご主人の健康を守るには、やっぱり台所を預かる妻の力がモノをいいます。

私も主人には、健康のため、毎朝青汁を飲んでもらっています。これは、ビタミンKと葉緑素の多い青野菜の汁に、レモン汁とハチミツを入れたものです。

これは、身体の抵抗力を高めるだけでなく、前述のように、ガンの予防にもなります。

現代の食べ物は、どうしても添加物や油ものが多いのです。つまり、病気の原因を作っているのです。ですから、せめて家庭での食事は、できるだけ自然食を心がけたいものです。

まず、成人病の予防です。これには、シイタケと根コンブを別々に、五時間ほど水につけておいたものを、それぞれ大さじ2杯ずつとって混ぜ合わせ、そこに1/2個分のレモン汁を加えたものを飲んでもらいます。

シイタケやコンブには、ヨードやカルシウムが豊富ですから、甲状腺の弱い人や更年期の人には特に効果的です。

わが家では、調理の時のダシには、シイタケ・コンブ・煮干しを、水にひたしておき、その水だしエキスを使います。二回ほどなら、水を変えても、そのたびにエキスがでます。その後また、水を入れて煮だすと、またダシが取れます。

これで終わりじゃなく、ダシを取った後のコンブは、切って佃煮にすると、ムダなく食べられます。

五十代、六十代になると、十年を一区切りにして、体質が変わります。七十代、八十代にもなると、十年ごとに酸性が強くなっていく感じだそうです。ですから食べ物も、アルカリ性のものを、区切りごとに一つずつ増やしていくことです。そして、肉類や油ものはなるべく摂らないことです。

さて、ご主人が仕事の接待などで飲み過ぎた時は、トマトをつぶし、ジュースにして飲ませてください。もちろん、市販の無塩トマトジュースでもいいのですが、ともかくトマトジュースは、二日酔いの防止になります。

二日酔いは、肝臓が疲れているから起こるのです。すると、肝臓を強くするトマトが力を発揮します。私も、無塩のトマトジュースの缶詰を、買いだめします。いつでも必要な時に、飲んでもらえるからです。酔いざましの一杯としていかがでしょう。

外食で酔い過ぎないコツは、お酒を呑んだあと、トマトジュースを注文して飲むことです。あるいは、水と交互に呑む、という方法もあります。

また、生のニンジンとリンゴのジュースも、二日酔いを防ぎます。

⊙子供の健康を守る食事

最近は、仕事をするお母さんが増えました。ともに、インスタント食品が家庭の食卓に並ぶことも増えました。

インスタント食品は、前述のように、食べ物としての生命力がありません。そんな食品ばかりが食卓に並ぶような食環境は、成長期の子供にとっては、ハッキリいって不幸です。

しかも、防腐剤などの添加物が、子供たちを容赦なく襲うことになるのです。

簡単でも、お母さんの手作り料理を食べさせてあげてください。

ところで、私の家庭では、電子レンジは使いません。

電子レンジやテレビなど、家電製品からでる電磁波の危険も、欧米ではずいぶん問題になっています。スウェーデンでは、すでに家電製品の電磁波の安全性が、法律でチェックされているそうです。そんなこともあってか、私の家では、家電製品もなるべくごくふつうのものを使うようにしています。

その点、オーブンは、自然と温められるので安心です。子供の健康を考えると、この方が問題がなく安全ですね。

お料理も、「手をかけよう」と思うから疲れるのです。簡単でいいのです。今のお母さんは、テレビや料理の本などで、驚くほどバラエティーなお弁当を作ったり、いろいろアイデア料理を作ったりするので感心します。

このような料理の工夫と勉強熱心さは、それはそれですばらしいのですが、やはり一歩進んで、健康に好い料理とは何か、を考えてほしいと思います。

その点、昔の「日の丸弁当」は、理に適っていました。弁当箱に、白いご飯と梅干しが一個だけ。それでもデンプン質を十分にとれたので、立派な健康食だったようです。

この、ご飯と梅干しに、青い野菜と果物をそえる程度の、簡単なお弁当の方が、色彩豊かなお弁当よりも、健康的なのです。

現在の「お母さん」は、カレーライスやハンバーグが大好きな世代です。つまり肉食中心の食事をしてきたのです。当然、子供のお弁当も、このような食習慣と好みとにもとづいて作るでしょう。

子供でなく、ご自身がアトピーやアレルギーに悩むようです。子供は母親の胎内で、母親の血液をもとに育つわけです。また生まれてからも、母親と同じものを食べるわけですから、子供たちがアトピーになるのも、至極あたり前のことなのです。

子供の健康には、まずお母さんご自身の食生活を見直し、改善していくことが大切です。

⊙食事の乱れが、心の乱れに

母親にとって、一番心配なのは子供の健康です。

ただ、健康といっても、健やかなからだと同時に、健やかな心の成長を願わずにおれません。ここでも大事になってくるのが、正しい食生活です。

最近の若い女性の、食事の乱れ方にはビックリです。朝食を食べない。代わりにお菓子を食べる。あるいは、レトルト食品で朝食をすます。一人暮らしなら、食事を絶対に作らない。そして夜は、お酒。

また、食生活とは違いますが、薬や栄養剤を信仰する人も増えました。体の調子が悪いと、すぐ薬を飲む。こういう具合に薬を多用していると、結婚して子供が生まれた時が大変です。子供は母親の体質を受けつぎますから、将来の子供のアレルギーや虚弱体質、あるいは気性のはげしさを、今の女性の食生活が、せっせとこしらえていることになります。もう、驚きを通り越して、そら恐ろしいほどです。

正しい食生活は、家族の健康を守り、同時に家族の健やかな心も守ります。食事が悪いと、家族の心もすさみます。バランスのとれた食事こそ、バランスのとれた豊かな人柄を育むのです。

⊙家族の絆をもう一度

子供のいじめの問題が、今とても深刻です。

こういう問題で、一番大切なのは、家族の関係です。父と母の関係であり、親と子の関係です。

特に、家族を大きく包み込み、温かく見守る母親が、どう家族と応対するかで、家族の状況が大きく変化してきます。

家族の中で、父と母のバランスが崩れていると、子供の心や身体もバランスが崩れます。父親がやはり家庭の中心に位置し、母親が父親を立てながら、家族を支え、家族の要となって、バランスを守る、という古代からの英知が、最近、忘れられているようです。

子供が「抑えつけられている」と感ずることなく、安心して過ごせる親子の関係であるなら、子供は凶暴になったりすることはないでしょう。家庭でのストレスを、他のおとなしい子に対してぶつけることも、起こりようがないのです。

母親は、心の勉強をすることです。そして子供の人格を認め、よいところをほめて、引き出すのです。ここで大切なのは愛情です。自分の都合で、いい学校や、いい会社に行かせようと、子供に押しつけてはダメです。子供の個性を伸ばすことを第一にすべきです。

松下幸之助氏の本に、人間は、自分の天性にあった職業に打ち込むことが、最大の幸せである、ということが書かれていました。

学問に向いていないなら、別の道を歩けばいいのです。芸術家、職人、漁業、歌手……何でも歩きたい道を行くことです。その子の天性を、最も生かせる方向に、向かわせてあげることこそ、最高の成功なのです。

二十一世紀は、特に手に「技術」をもつ職業が、受ける時代といわれています。

⊙美容と健康の「手作りジュース」

私の得意は、野菜や果物をベースにしたジュース。手軽に作れて、栄養の吸収がよく、速効性もあるので、読者のみなさまも、ぜひ活用してみてください。

一度に何種類もの野菜や果物を食べるのは、なかなか骨の折れることです。しかしジュースにすれば、食欲のない時でも、簡単にとることができ、かつ即効性があるのです。材料は、できるだけ新鮮なものを使いましょう。ビタミンや酵素などの、大切な栄養素は、時間とともに失われてしまうからです。また、できるだけ旬の素材を使いましょう。皮には農薬がついている場合もあるため、よく洗うことです。外国産の輸入果物の場合は、ポスト・ハーベスト（収穫後の腐敗防止剤）の問題があるため、特によく洗って、しっかりと皮をむく必要があります。ケチらずに、ぶ厚くむくことです。

ただし、ジュースを飲んでいれば、野菜や果物を食べなくてもいい、というわけではありません。ジュースにすると、繊維と一部の栄養分はとれないからです。

ですから、生野菜や果物も併せて食べることで、繊維質を補給してください。

生の野菜や果物には、嚙《か》むことによって、唾液の分泌やホルモンの分泌を促してくれる、という利点もあります。

ですから、ジュースと野菜類をバランスよく取り入れることが必要です。器具については、こだわることはありません。ジュースといっても、ジューサーやミキサーなどの器具がないと作れない、というものでもないからです。身近にある器具を使って、ごく手軽に作ることです。

柑橘類やブドウなど水分の多いものは、皮をとったら、布巾やガーゼで包んでもみながら絞ります。絞る前に、すり鉢でつぶしても結構です。

大根やニンジンなど固いものは、まず、おろし器ですりおろしてから、布巾で絞ります。パセリやシソは、みじん切りにしてから、同じように絞ります。この時、ぬれ布巾のほうが汁がよく出ます。布巾やガーゼ、おろし器などは、いつも清潔を保つようにしましょう。でも、日常忙しい時には、ジューサーでもいいと思います。

加える甘みとしては、砂糖の代わりにハチミツを使います。白砂糖は、分解する時に、多量のビタミンB_1を消費するからです。ハチミツには、ビタミン・鉄・銅・カリウムなどのミネラルが多く含まれています。またアミラーゼ・オキシターゼなどの酵素も含まれ、消化吸収を促進します。

〔キレイな肌のためのジュース〕

①、ヨーグルトドリンクカップ1/2。②、ブドウの絞り汁カップ1/3。③、抹茶小さじ1・5杯。④、氷少々……をよくかき混ぜ、飲みます。

ブドウは皮膚呼吸を活発にします。抹茶は身体をアルカリ性に保ち、また中のタンニンが解毒殺菌をし、カフェインが興奮作用をするので、心身をリフレッシュします。また抹茶は、葉緑素やビタミンBの摂取に便利です。

しっとりスベスベの肌には、イライラ解消が一番。栄養価が高く、吸収しやすいカルシウムを含んだ牛乳が、神経を鎮めてくれます。

〔豊かなバストのためのジュース〕

①、サツマイモをおろした絞り汁大さじ1杯。②、リンゴの絞り汁1/2個分。③、レモンの絞り汁1/2個分。④、ハチミツ大さじ1・5杯。⑤、バナナをすりつぶしたもの1/2本分……をよく混ぜ、飲みます。

バストを豊かにするには、デンプンとビタミンC、B_1、B_2をとることが大切です。

〔肩こり、腰痛解消のジュース〕

①、柑橘類（グレープフルーツ・夏ミカン・オレンジなどの、いずれか一種類）の絞り汁

カップ1/2。②、レモンの絞り汁1/2個分。③、コンブのダシ汁カップ1/3……をよくかき混ぜて飲みます。

肩こりは、胃液の少ない人。食べ過ぎによって胃に負担を強いるので、神経系統が緊張して起こるのも原因の一つです。柑橘類が胃液の分泌を助け、スッキリさせることで解消できます。

また、身体に過剰な塩分があると、血液中の水分が奪われるため、血行が悪くなります。また、柑橘類の自然水分は、体内の塩分を除去してくれるため、肩こり、冷え性、腰痛に効果があります。

【リフレッシュのためのジュース】

①、抹茶小さじすりきり1杯。②、レモンの絞り汁1/2個分。③、ハチミツ小さじ2杯。④、水カップ1/2。⑤氷少々……をよく混ぜて飲みます。

仕事に疲れたり、眠い時、だるくて体調がすっきりしない時……などには、抹茶とレモンが頭のうっ血をとり、血液の循環をよくし、リフレッシュしてくれます。また生理痛にも効果があります。

ハチミツが抹茶の苦みを消して、口当たりもさわやかで、とてもおいしいジュースです。手軽に飲みたい方は、スティックタイプのハリウッドの健康補助食品「リフレッシュティー」をどうぞ。パールカルシウム入りです。

［育毛のためのジュース］

①、春菊または小松菜の絞り汁大さじすりきり1杯。②、コンブ（5センチ）と干しシイタケ（2枚）のダシ汁カップ1/4。③、レモンの絞り汁1/2個分。④、水カップ1/4。⑤、氷少々……をよくかき混ぜ、飲みます。

春菊や小松菜の鉄分とビタミン、コンブのカルシウム、干しシイタケのリンは老化防止に役立ち、レモンのビタミンCが、髪にたっぷり栄養を与えます。

ぬけ毛や髪が傷むのは、塩分・動物性タンパク質・脂肪のとりすぎが原因です。また、水分不足も大敵です。日頃の食事に注意し、このジュースを、毎朝飲みましょう。

［デオドラント（消臭）のジュース］

①、レモンの絞り汁1/2個分。②、ハチミツ小さじ2杯。③、クレソン・パセリのいずれか一つの絞り汁大さじすりきり1杯。④、コンブの黒焼き耳かき1杯。⑤、水カップ1/2杯……をよく混ぜて飲みます。

コンブの黒焼きは、塩気をふきとったダシこんぶを、フライパンにのせ、灰になる一歩手前まで火であぶったものです。それをくだいて、粉末にしたものを使います。

毎日続けて飲むと、気になる体臭やわきがを消す「デオドラント効果」を発揮するでしょう。

【二日酔い解消ジュース】

胃がムカムカし、喉がかわき、頭もガンガン痛む。そんなつらい二日酔いにぴったりのジュースです。

二日酔いの時には、肝臓が弱っています。また、体内の水分が不足しています。水分をたっぷり補給する必要があります。また、胃の疲れを休めるためにも、流動のジュースは最適です。

お勧めしたいのは、「リンゴとニンジンのジュース」です。リンゴ1/2個とニンジン(小)1本が、一回分のめやすです。リンゴとニンジンに含まれる、ビタミンAとBの働きによって、肝臓の疲れがとれ、驚くほど早く回復します。

また「トマトジュース」も、二日酔い解消には効果抜群です。トマトにはビタミンA、B群、Cが豊富で、含まれているカリウムが気分を落ち着かせる役目をします。

作り立ての新鮮な手作りトマトジュースが一番ですが、缶入りの場合は無塩のものを選びます。トマトジュースだけは、缶入りでもトマトの効果が生きたままなので、お酒をよく飲む方は常備しておくことをお勧めします。

二日酔いの時には、さらに吐き気を起こす心配のある、ミカンやグレープフルーツなどの柑橘類は避けましょう。

［低血圧の人のジュース］

①、ブドウの絞り汁大さじ2杯。②、インスタントコーヒーの顆粒を小さじすりきり1杯。③、ハチミツ大さじ2杯。④、レモン汁1/2個分。⑤、水カップ2/3。⑥、氷少々……を、よくかき混ぜて飲みます。

「朝は、頭がボーッとしてにがて」

という低血圧の方も、このジュースを飲めばパッチリと目も覚めるでしょう。

低血圧は、食事を改善すると治ります。まず、豆腐・納豆・ゆばなど、植物性のタンパク質をじょうずにとることです。エビ・カニ・イカ・貝類などを、できるだけ生で食べるといいでしょう。

また、それらタンパク質を有効に燃焼させるために、デンプン質も必要です。特に、朝食はご飯をとりましょう。

また、血液をキレイにするために、鉄分を多く含むホウレン草のほか、緑の濃い野菜、ワカメ・コンブなどの海草類を、酢の物やサラダにしてとるようにします。

くずに、ショウガのすったものを加えて飲むのもいいでしょう。

【夏バテや夏カゼ解消のジュース】

①、スイカの絞り汁カップ1/2。②、ブドウの絞り汁カップ1/2。③、レモンの絞り汁1/2個分。④、氷少々……を混ぜて飲みます。

スイカは自然の水分がたっぷりの、果物の王様。ビタミンA、B、Cが豊富。腸が弱り、抵抗力が落ちて、夏カゼをひいた時など、水分を補い、胃腸の負担を和らげます。また、ブドウには、クエン酸や酒石酸が多く、疲れをとります。

【ティーブレイク・ジュース】

「疲れたな」と感じたら、コーヒーや紅茶の代わりに、グレープフルーツを絞って飲んでみましょう。これも即効性があります。健康な時の血液は、弱アルカリ性ですが、疲労を感じている時、血液は酸性です。グレープフルーツには、ビタミンCとカリウムが豊富。ビタミンCは、血液をアルカリ性に変え、カリウムは、皮膚呼吸を活発にし、新陳代謝を促し、疲労をとってくれます。

グレープフルーツには、果肉が黄色の「ホワイト」と、ピンク色の「ルビー」の二種類がありますね。疲れた時、ジュースにするなら、「ホワイト」の方が効果的です。グレープフルーツは、美肌効果があり、また老化防止にもいいのです。一日1個はとりたいものです。一回の目安は、1/2〜1/3個です。絞ってジュースにする方が、胃の負担も少なくてすみます。

私は、半分に切って、手で絞る絞り器を使って飲みます。職場などの場合は、タッパーなどに絞って持参し、必要な時に飲むようにしましょう。

⊙その他の症状別メニュー

[歯の痛みをおさえる玉ネギ]

玉ネギには、殺菌作用があります。そこで、すった玉ネギの汁を、綿にしませて、それを痛むところや虫歯の穴につめますと、痛みがとれてきます。

玉ネギ特有の匂いを出す、揮発成分がだんだんなくなって、匂いがしなくなったら、また新しい綿と取り替えます。

[冷え症を克服する]

冷え症の人や、夏の冷房病には、お勧めのホット・ドリンクがあります。冷えによる足腰のだるさや、下痢の時にも有効です。

くず粉大さじ1杯に、カップ1杯の水を加えてなべに入れ、とろ火にかけ、ゆっくりかき回しながら溶かします。〝とろみ〟がでて透明になったら、火を止め、ハチミツ小さじ1

・5杯、リンゴのすりおろし1／2個分を加えてよく混ぜます。
口当たりも柔らかく、からだが芯から温まるドリンクです。

【不眠症を解消する】

眠れない時には、玉ネギが効果的。玉ネギに含まれる成分の働きによって、神経が鎮まり、よく眠ることができます。

方法は簡単。玉ネギの輪切りを枕元に置いておくだけ。その効果で眠りを誘ってくれます。旅先などでは、玉ネギの汁をハンカチにしみ込ませ、それを鼻のあたりにおいて寝《やす》むようにしてもいいでしょう。

【乗り物酔いを解消する食事法】

楽しいはずの旅行も、乗り物に酔ってしまうと、楽しむどころではなくなってしまいます。せっかくの旅行を快適に過ごすために、乗り物に酔いやすい人は、以下のことに注意しましょう。

まず、旅行の二、三日前から動物性タンパク質や脂肪を控えます。そして減食をします。また食後には、レモンか夏ミカンの汁と、前述の青汁をさかずきに1杯だけ飲むようにします。

酔ってしまった後も、弱っている胃に負担をかけないよう、脂っこい食事をとらずに減食します。食後は、まずティースプーン1/2杯の抹茶を水に溶いて飲み、一時間後に、酸の強い果汁をさかずき1杯、そして二時間後に、緑茶を少量飲むようにするとスッキリします。

【夏バテ解消の食事法】

暑い夏もひと段落して、秋口になる頃、夏の疲れがドッと出てきたりします。からだがだるくなったり、頭痛がしたり、などです。

この夏バテは、夏に盛んに汗をかきながら、その分の水分補給を、じゅうぶんにしていないために起こります。体内の水分が不足しているので、代謝や消化が活発になる秋口に、疲れが出てくるのです。

夏バテ解消には、夏の朝食に、お腹をすかせて、デンプン質をじゅうぶんとり、自然水分もじゅうぶんにとることです。ご飯やイモ類などのデンプン質と、グレープフルーツ・オレンジなどの果物や、そのフレッシュジュース、そして緑の生野菜を三種類以上まぜたサラダをとります。

また、スイカが大変お勧めです。水分ばかりで栄養がないと思われがちなスイカですが、前述のように、ビタミンがバランスよく、しかも豊富に含まれていますから、弱った腎臓や肝臓にとても効果があります。スイカを食べる時に、レモン汁をちょっとかけると、酸の働きでビタミンの吸収がよくなります。

まさしく、スイカは夏の果物の王様ですね。

[子供の骨折や女性の骨粗鬆症を防ぐ食べ方]

ちょっとした運動や、転んだだけで、すぐに骨折してしまう子供が多くなっています。これは、肉などの動物性タンパク質や脂肪、あるいはインスタント食品やスナック菓子類ばかりを食べ、運動不足で太陽に当たることも少なくなった子供たちの悲劇です。

そんな生活が続けば、骨がもろく、ひ弱なからだになってしまうのです。

一方、更年期を迎える女性は、ホルモンの関係で、やはり骨がもろくなるため、ちょっとしたことでも折れやすくなっています。


骨を丈夫にするには、旬のものを中心に、カルシウム分の多い海草類、甲殻類をバランスよく食卓にのせるようにしましょう。エビ・カニ・イカ・貝類・ヤマイモなど、子供たちが好きな材料で、なおかつカルシウムの多く含まれた食品は、たくさんあるのです。

野菜や果物にも、良質のカルシウムが含まれています。これらを生のまままたくさん食べることも、骨を強くするためには欠かせません。

自然の良質なカルシウムをとる方法として、根コンブを水にひたした汁を、毎日さかずき一杯ずつ飲むのも、簡単でとても効果があります。

性格は、食事で変えられます。なぜなら、性格は、その人の食事のし方を、端的に表わしているからです。肉の多い人は、気性が激しくなり、野菜の多い人は、性格がおだやかになります。

Beauty, Health, Diet

第6章
四季の自然美容学

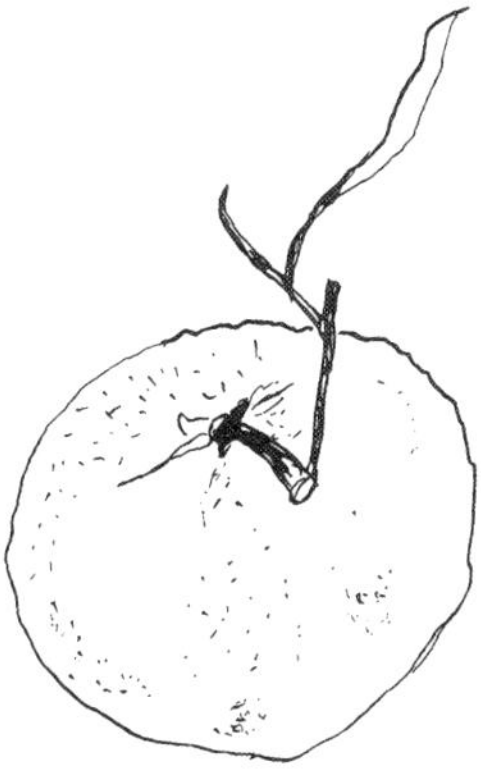

庭でとれた夏みかん
ジェニー

⊙自然の感触

朝、庭に足を踏み入れると、樹々のさわやかなエッセンスが充満しているのがわかります。これは私にとっての森林浴です。

東の空から南天へとのぼってくる太陽がきれいです。鳥たちは、さかんにさえずります。今日も、すばらしい一日の始まりです。

六月は、バラがきれいに咲きそろいます。その香りを、〝かがせていただく〟ような感じを意識しながら、朝の庭に出ます。

バラは色によって香りが違います。香りが高いのは、白・黄・オレンジのバラ。まるで色めく自然のアロマテラピーです。

毎朝七時までには、植物に水をあげるようにしています。おもにこの時間は、植物が水を必要とするからです。それが無理でも、水やりはせめて、午前中にはすませた方がいいのです。

以前、ハーブの鉢の水やりを、連日午後三〜四時ごろにしていたら、全滅しかかってしまったことがありました。たくましいローズゼラニウムまで、葉が枯れてしまったのです。

「なんてひどいことをしてしまったのだろう」

と嘆いていたら、小さな新芽がでているのを見つけました。

「ああ、ありがたいこと」と、心から思いました。

いのちは、このように〝つながって〟いるのだなあと実感しました。今では、人の生命も同じなのだなあ、としみじみ思います。

ミントは、冬になると枯れてしまいます。ですが、翌年の春になると、根から、または自然にこぼれた種子から、新しい芽がでます。買ってきた根三ツ葉も、下の根の部分だけを残して切り、それを庭に放つと、立派に新しい葉をだして成長します。

ある年に植えた里イモが、次の年にはもう立派な葉をつけるほどになりました。

雨あがり、その葉の上で水滴がキラキラ輝くと、一雨ごとにこの葉も成長しているのだなと感じます。

植物を見ていると、心が洗われるような気持ちになります。自然と私とが感応し合っている、そんなすがすがしい気分なのです。庭の木に話しかけてみる。それだけで、すでに木と私が仲良しであるような気分です。

身近の自然は、身内と同じ。遠くに自然を見に行くのもいいけれど、近くにある一本の木に、語りかけるのも、新しい発見があるかもしれないですね。

⦿「何の花に見えますか」

私がそんなふうに「自然を感じる」ようになったのは、つい数年前から。ハーブに親しむのと同時期です。もっとも、祖母も両親も、〝自然の哲学〟のような考えをもった人でしたから、私も幼い頃から、いろいろな見聞をしてきたような記憶があります。

ですから、頭ではいろいろなことを知っていました……元気のない時は、素足を地面に直につけると元気になる。植物は、話しかけるとよく育つ……といった類です。

でも、自分が庭いじりをしたり、朝の庭を歩くようになるとは、その時は思いもよりません。

庭というと、すぐ父を思い出すほど、父は庭が好きでした。

とてもきれい好きな人でしたから、庭の手入れも熱心でした。父は、どちらかというと気短かなタイプで、繁茂した枝葉も雑草も、どんどん切ってしまう方です。

ところが、それを見ていた母が、よく、

「こんなに切り過ぎちゃって！」

と怒ったものです。母は父と反対のタイプで、何でもおおらかに、ゆったりと眺め、あまり自然に手を加えないで、そのまま生かす方が好きなのです。

小さな頃から、「誰々は、何の花に見えますか？」という遊びを、よく母とやったものです。植物にたとえるなら、父は糸杉でした。ゴッホのように、カーッと燃える感じの、激しいタイプでした。これに対し、母は泰山木です。ドッシリとかまえ、何ごとも受け止めるタイプです。

ちなみに、主人は松の木と思います。日本的な人で、まさに日本男児です。

私はというと、いつもヒマワリのように明るくいたいと思います。太陽に向かって、伸びよう伸びようとするこの花は、私の憧れでもあります。いつも明るい方向を見て、目標に向かって、一心に伸びていくタイプの人間でありたいと思います。

父は、花がとても好きでした。父は、激しいところもありましたが、じつは心のやさしい人で、信仰心も篤く、人の面倒をよく見ていました。社員の人たちからは、こわいけれど、情のあるやさしい人と慕われていたようです。

そんな父にとって、庭をきれいに手入れし、花や芝生を育てることは、若い頃の思い出につながっていたのです。

父は、美容室を始める前、アメリカで暮らしていました。ある時期、アルバイトで、大きなホテルのガーデン・ボーイをしたそうです。それは、庭の芝生をきれいにしたり、花を活けたりする仕事なのですが、その時、芝生を徹底的にきれいにする訓練を受けました。

が、父の花の活け方には才能の片リンがあったのか、そこの責任者にとてもほめられたそうです。それ以来、父はその仕事に自信をもち、大好きになっていったそうです。

父にとって、庭は、懐かしさの風景でもあったようです。

⊙庭いじりと父の思い出

昔から父は早起きで、毎朝五時に起きていました。

起きると毎日、三十分ほど神想観という坐禅的な瞑想をしたあと、庭に出て、庭仕事をするのが日課でした。一時間ほど汗を流しながら、時には、社員の方も動員して号令をかけながら、「ああだ、こうだ」とやっていたものです。

寒い冬の日も、雨の降る日もとにかく毎日でした。

それから朝風呂に入り、サッと汗を流したあと、健康食をとって、会社の朝礼に出て、社員の皆様に気合いを入れるのです。その後、やっと会社の業務が始まる、という具合でした。朝が早いので、昼には一時間ぐらいの昼寝の時間を取っていました。夜は、九時か一〇時には、パタンッと寝室の扉を閉めて寝てしまいます。

このように、とても健康的な毎日でした。

そんな父に対し、母は、はたで見ていても、おかしくなってしまうくらい、見事に対照

的なタイプでした。母は、夜寝《やす》む時に、

「今日も一日、つつがなく過ごさせていただき、ありがとうございます」

という感謝の気持ちを素直に言葉にするのですが、このようにじつに素朴で、素直で、可愛くて、またのんきな性格です。

父の場合は、たとえば、講演をする日の朝、もう四時には起きて、ハチマキをキリリとしめ、三時間ほどぶっ通しで原稿を書いていました。書き終わると、その原稿の重要な箇所に赤線を引きます。

その間、ずっとひとり静かに没頭するのです。そうやって徹底的に作った原稿を、さらに自分でよく読んでから、講演に赴いたのです。

これに対して母は、講演があっても、ふだんとまったく変わらないのです。いわば自然体です。原稿を書いたり、何か準備をしたりしません。目の前の聴衆の方々の顔を見てから、その場の雰囲気で、何を話すかを判断し、即興的に話し始めるのです。また、その方が、いい話ができるのです。

父は、「美容界の織田信長」と呼ばれ、気性が烈しく、顔も面長でした。ところが母は、まん丸で、お釈迦様のような顔です。性格では、父は激しい反面純粋で、やさしいところがありました。母は見かけよりも冷静で、理知的な面があるのです。これも対照的です。

だからこそ、二人とも互いを支え合い、補い合って、あれだけ仲よくやってこられたのだと思います。

どちらかというと、私は父親似です。気がつくと、父が若い頃からやってきたことを、そのまま今の私がやっている、という感じです。庭が好きで、ハーブを育てたり、庭いじりをしている自分をふと振り返ると、なんだかおかしくなります。

母と一緒に旅行をすると、母と私との違いに驚くことがあります。それはつまり、そのまま父と母の違いと同じことなのか、と考えたりします。

それでも、年を重ねるうちに、よく人から母と雰囲気が似てきたね、といわれます。自分ではどこが似ているか、わからないのですが……。

⦿夏ミカンの実のなる頃

父は、母がいない時、いつもご機嫌なめでした。額にたてジワを作り、もう誰もなだめることができないほどです。ところが、母が帰ってくると、コロッと変わって、すぐに機嫌がよくなったものです。

父はエネルギッシュに仕事を進める分、気性が烈しく、周囲が困ることもありましたが、それを母が緩和させていました。また逆に母も、父のような、強力なバックアップがいて、あそこまで活躍してこられたのだな、と思います。父が賢明だったのは、自分が前面にでて有名になろうとせずに、母を看板にして売りだしたことでした。もちろん、母にその素質がじゅうぶんあったからこそ可能でした。

父の人生も波瀾万丈でした。まさしく「小説より奇なり」といった人生でした。父がアメリカに渡ったのは十七歳の時でした。祖父にあたる人が、アメリカの日本人街にホテルを経営していたので、それを頼って行ったのです。

アメリカは、能力主義の国。生きて行くには、自分で稼ぐしか方法はありません。皿洗いやガーデンボーイをして、お金を稼ぎながら高校に通ったそうです。

こうしてホテルで働いていた父は、ある才能を見せたといいます。それはホテルの客室を飾るフラワー・アレンジメントだったのです。

日本でも最近、フラワー・アレンジメントがブームになっていますが、父はもう五十年も前から、つまりまだ誰もフラワー・アレンジメントを知らない頃から、アメリカで修得したその技を活かして、サロンのお客さまに楽しんで頂いていたようです。

後年、ハリウッド・ビューティサロンでの父は、朝、摘んできた花を、お客様のテーブルに飾るのが日課となっていました。

父と作家の故・新田次郎さんとはいとこ同士でした。父は生後一年で、結核で母親を亡くしていましたから、新田さんの家で、家族として育てられたのです。

ですから、二人は兄弟のように育ちました。よくケンカもしましたが仲がよく、二人とも「絶対に有名になる」といって張り合いました。

新田さんの方が、父より十歳以上若いので、もしいつか父が亡くなったら、父の伝記を書きたいとおっしゃっていました。しかし運命はわからないもので、新田さんの方が先に亡くなられましたから、その伝記も今はかなわぬ夢となってしまいました。

やがて父は、アメリカのハリウッドで、スタントマンとして早川雪舟の弟子になりました。役者としてのスタートです。ところが、その早川さんに、

「君は、役者としては大根だから、見切りをつけた方がいい」

と言われたそうです。落胆した父でしたが、運命はわかりません。当時、撮影所でやっていたメーキャップ技術、化粧品技術を、父はしっかりと日本に持ち帰ったのです。そしてその技術をもとに、美容室を始めたのです。

前述のように、後年父は、アメリカン・スタイルの庭を作りながら、若い頃のことを思い出していたのでしょう。庭の植物の栽培には、情熱を注いでいました。

自然食を始めたのち、母や私が、

「夏ミカンを食べると、からだが快調ですよ」

というと、すぐに夏ミカンの苗を買ってきて、植えてくれたことがあります。しかも、愛情を持って育てていました。

当時、夏ミカンの木は、隣の都営住宅にもありましたが、そこが建て替えをする時に、処分するというので、いただいてきたのですが、年々大きく育ち、豊作の年には、段ボールに五、六箱ほども実をつけました。

⦿庭の恵み

「ここは、ほんとうに六本木？」

と、訪れる来客たちは、かつてのうちの庭を見ておのおの驚嘆されました。

大きな木に、鳥は集まり、四季折々の花が咲き、実がなりました。庭をぐるっと歩きまわると、楽しくてあっという間に時間がたちました。

三月の初め、紅梅、白梅が芳しく咲きそろいました。この時期、東京では突然、雪が降ったりしますが、梅の花の上に白い雪が降り積もり、透明になりゆく雪から、紅梅がすけて見える姿は、感動的でした。じつは梅もハーブです。

そして、早春を彩る可憐な紫の花・においスミレが咲きました。家族みんな、スミレが大好きなので、庭にたくさん植えたのでした。春が訪れ、紫に染まるスミレの花が咲きそろうのが、毎年とても楽しみでした。

またその頃、ユキノシタの花も、霞《かすみ》のように美しく庭を彩ってくれました。

庭には「日本のハーブ」がたくさんありました。ドクダミの花は、毎年グングン勢いが強くなりました。ドクダミとは〝毒を解毒する〟という意味で、立派なハーブの役割をします。古来中国でも、解毒薬として愛用されています。名前は何やらいかめしいのですが、白い小さな花は、咲きそろうと、メルヘンの世界のように可憐で美しいものです。

サンショウも、料理には欠かせない日本のハーブです。毎年、春になると、庭に取りにいくのが楽しみでした。手のひらに乗せ、パンとたたくといい香りがします。サンショウの葉を、すりこぎですって、酢みそと合わせ、タケノコを和えると、春らしい美容食の一品のでき上がりです。

五月に入ると、フキがいっぱいに大きな葉を広げ、茎がいい香りを放ちました。六月には、色とりどりのバラの花が華やかに咲きそろって、私たちの眼を楽しませてくれました。中でも白バラとオレンジ色のバラは香り高く、早朝は特にいい香りに満ちていました。

その頃、梅の実が大きく実っていました。その実をさっそくもいできて、よく洗い、広口ビンに入れたら、その上に氷砂糖をのせて、梅シロップを作りました。

六月の梅雨の頃になると、ユリの花が満開になり、甘い香りを放ちました。ユリもハーブで、食用になるユリ根は、胃腸をじょうぶにし、肺の働きもよくしてくれます。

ユリの隣には、どんどん増えるアシタバの葉が大きくなって、緑濃く鮮やかになりました。そして秋になると、菊のような美しい花を咲かせました。

ところで、根三ツ葉を買ってきて、食べたあと、白い茎の部分を一センチほど残した根を、庭のやわらかい土に埋めておきました。すると、ぐんぐん大きくなるので、頃合いを見て摘み取り、朝のサラダにしました。これらはみな、新鮮でおいしい庭の恵みでした。

⊙四季の風景

梅雨時になると、濃くなった緑の庭によく映えるのが、白いクチナシの花です。部屋の中におくと、あまりに強烈な香りで、酔ってしまいそうですが、これも美しい六月のハーブです。種子には、黄色の色素が含まれ、栗の甘露煮を作る時に一緒に入れると、きれいな色に仕上がります。

庭には、ガマガエルも住んでいました。庭のはじの水瓶で生まれたカエルらしく、毎年、産卵期には、この小さな池に戻ってきて、卵を産みました。

四月の後半には、卵がみんなかえり、池の中は、小さなオタマジャクシがいっぱいでした。太陽の日差しがあたって、池の中が透けて見える時、可愛いオタマジャクシたちは、コケを食べていました。

六月の中頃になると変態をはじめました。後ろ足がはえてきて、ちょっとだけ「カエルらしく」なってきて、いつの間にか、小さなカエルたちは、親の姿になっていました。自然が教えたのでしょう……カエルたちは、みんな小さな水瓶の縁をよじ登り、地面へポトン、ポトンと落ちて行きました。みんな広大な自然界の中で生きて行くためです。

「みんな、元気に育ってね……」

祈るような気持ちで見送りました。カエルになったオタマジャクシが、無事に水瓶に戻れるようにという子供の提案で、一緒に瓶に石を並べて石段を作りました。

ところで、庭の隅の方にはモモの木があり、夏の終わり頃には実がなりました。とても小さな実ですが、道路の方にもたくさん落ちるので、道行く人たちに風情を与えてくれました。果実の木は、他にもいろいろありました。イチジクやアケビ、ビワの木も、仲よく育っていました。

ビワは葉が入浴剤になります。葉をとってきて、しばらく鍋で煮立て、その汁を浴槽の中に入れます。ビワの葉の入ったお風呂は、からだがとても温まります。漢方の見地からも、効果のある方法とされています。愛情をかけて育てたからでしょうか、いろいろな植物が、みなすくすくと気持ちよく育ちました。

庭で一番大きな木はユーカリでした。二十六年前、保険会社の景品で缶に入っていた種を植えたものが、大きくなったのです。三階建てのビルよりも背の高い大木になりました。

コアラの好物としても有名なユーカリ、成長速度がとても早いので、驚いてしまいます。庭で一番古い大木はクスの木でした。この木もハーブで、虫よけになる「しょうのう」もこの木からとれる、ということです。樹木と対面して気功をする時は、このクスと（対気を）やるといいでしょう。

サクラも日本のハーブで、四月に美しい花が散り、六月になると実がなります。前の庭でも、小さなかわいいサクランボがなりました。

秋になると、柿も実をつけました。小さい渋柿ですが、もいでしばらくそのままにしておきますと、いつのまにか甘い柿になっていました。柿の葉は、干してお茶にして飲むと高血圧に効果があります。

最近、テレビで〝自然と動物〟の番組を見て、ふと感じたのは、自然のものには節度があるということです。自然は、摂理に合う生き方、在り方を、みなわきまえています。

同じ地球の上に、共存共栄して生きているのですから、もっとお互いを尊重し合った方がいいと思います。人間だけが傲慢でいられる時代は、もう過ぎましたね。生き物としては、みな同じなのですから。

⊙壁をはうツタ――自然の絶妙なバランス

人間も、ほかの生き物のように、もうすこし謙虚であっていいと思います。自然に則った食事をしていると、自然に対する感謝がわいてくるのか、自然・地球・宇宙の声を聴いて生きて行くのが、どれほど喜びであるかを実感します。

ここで自然保護とか、エコロジーのことをどうこう述べるつもりはないですが、ともかく地球の自然をもとに戻していかないと、母なる地球と人類は、このままどうなっていくのだろうか、と心が重くなります。

私の自然保護は、樹木を切らせないこと。それは節約です。メモ紙は、包装紙のウラ側です。樹木の伐採は、地球の気温を変化させ、干ばつなどの原因になると思います。樹木や草花がなくては、人間は生きて行けないのです。

ところで、自然界では、すばらしいデザインやバランスを見ることができます。その美しさは見事の一言です。

家の壁に、ツタが一面にはっているのを見つけることがあります。その模様はまるで芸術作品です。どんな画家でも描けないような見事なバランスが表現されています。

ツタの葉が、右に左に葉をつけて伸びていく様子を見ると、どうしてあれほどキレイにバランスを取りながら、壁をはって模様を成して行くことができるのか、不思議に思えてなりません。

壁一面にびっしりと、見事な模様が描かれていますが、きっとツタにとっては、すべての壁がキャンバスなのでしょう。たとえどんなに汚れた壁でも、まるで一枚の絵のようにそこを描いてしまうのですから。

自然はすごいです。下絵もないのに、最高の絵画を描いてしまいます。

壁をつたったツタの葉が、秋になって枯れた時、その葉のからみぐあいと、赤や黄、茶の色彩のすばらしさに、またまた感動します。からまったバランスが保たれたまま、みなキレイに色づいて、秋風にそよいでいるからです。

アサリなどの貝殻を見ると、またその模様の美しさに感動します。まるで墨絵のように、白地に茶や黒のすてきな模様が描かれ、一つとして、同じものがありません。また、決して均等な縞模様ではないので、そのまま浴衣の生地の柄にしたら、素晴らしいだろうなあと思います。

かつて庭には、藤もありました。春になると花が咲きました。ところが、花が終わったあと、残った木枝はさらに伸びようとしました。すると何もない空間に、茎がどんどん伸びて行くのですが、まるで目があるかのように、隣のビルの壁の「とい」に向かって、まっすぐ茎先が伸びて行く姿は、ほんとうに神秘的でした。

あの頃、わが家の庭は、一年中驚くことばかりでした。

⊙四季の美容法①～春は若返りの季節

庭の四季について、一通り述べてきました。ところが、美容法にも四季それぞれに気を配りたいポイントがあります。それを以下ご紹介しましょう。

冬が、細胞の働きが衰退し、老化の進む時期だとするなら、春は逆に〝若返りの季節〟だといえるでしょう。

眠っていた細胞が目覚め、働きが活発になってきますから、皮脂の分泌も盛んになり、毛穴が開きます。また、春風にのってきたホコリや雑菌、急に強くなる紫外線など、肌のトラブルの原因が、春にはいっぱいあります。

そのためこの時期は、湿疹、アレルギー、ニキビなどが起きやすいので、肌を清潔に保つことが肝心です。手入れを怠ったり、不潔にしていると、すぐにトラブルにつながりやすいので注意しましょう。

何回も洗顔をして、汚れや汗をそのままにしないことです。メイクアップでは、全体的な厚塗りはよくないでしょう。アイメイクに重点を置いたり、口紅を個性的な春らしい色合いにして、ポイントメイクを心がけることです。

朝の忙しい時は、洗顔とパックが同時にできる酵素入りの洗顔料で、能率的に洗顔するといいでしょう。その後、皮膚が乾かないように化粧水でひきしめ、保水性のクリームをつけて保護します。

また、身体を清潔にするだけでなく、心もリフレッシュできるバスタイムをもつことです。ラベンダーやカモミールなどのハーバルバス、お肌のしっとり感を楽しむミルクバスなど、その時の気分や目的で使い分けましょう。五分間ほどの入浴でも体内も温まり、ずいぶん違うのです。また、すりおろしたショウガを入れたお湯に、足だけつかる〝足湯〟だけでも効果があるようです。

日本は湿度が高いので、どうしても普通の生活だけでは、毛穴から余分な塩分が抜けません。ですから浴槽につかって発汗をうながし、ぜひ塩ぬきをしましょう。

よぶんな塩分は、血液を濁《にご》らせて酸性にしますから、肌のメラニン色素を多く作ります。すると、色が黒くなったり、アレルギーや肌荒れの原因になったりします。

バスルームを、自分の好みにカラー・コーディネートしたり、好きな音楽を流すのもいいでしょう。目や耳からも気分がほぐれ、リラックスできます。

ただし、食事の直後の入浴は、血液が胃の回りに集中して、貧血を起こすことがあるので注意して下さい。できれば、食事の前の方がいいですね。食欲もでてきます。そして入浴前には、一杯の水や果物のジュースを飲むといいでしょう。「湯疲れ」を防ぐだけでなく、発汗をうながすので、体内の老廃物や毛穴の汚れも、排出されやすくなるのです。

⊙四季の美容法②〜夏の紫外線対策

まぶしく輝く太陽が、心を大きく解き放つ夏。

この時期、肌のことで気になるのは、やっぱり紫外線対策でしょう。ただし、夏本番の七、八月よりも、すこし早めから行っておくことです。なぜなら、紫外線の量は、三月ごろから急速に増えて、五月には夏とほぼ変わらない量になるからです。

紫外線は、シミ・ソバカスのもとになるメラニン色素を増やし、真皮の深部にある組織を破壊し、老化を促進させます。いつまでも、みずみずしい弾力のある肌、白く輝く肌でいるためには、しっかりと紫外線からお肌を守りたいものです。

そのためには、スキンケアからメイクアップまで、お肌を紫外線からプロテクトするためにある、と頭に入れてマスターしましょう。

その前段階として、肌を清潔にすることが大切です。汚れや汗が残っていると、肌があれて紫外線を防ぐ効果が低下するからです。

肌がきれいになったら、スキンケアは紫外線防止用の化粧品を選び、肌を整えます。その後、出かける場所や目的に合わせてサンカット効果を考え、ベースやファンデーションを選ぶといいでしょう。

もちろん、顔だけでなく、首筋や手、腕など肌の露出した部分のケアも大切です。紫外線防止のクリームやローションも忘れずに。案外油断しがちなのが、曇り空の時や室内にいる時です。紫外線は、曇りの日でもガラス越しでも、いつも肌に降りそそいでいます。

もし日焼けをしたら、できるだけ早くケアをすること。特に肌の回復力は、年齢とともにだんだん衰えてきます。紫外線のダメージはその日のうちに消してしまいましょう。

紫外線で増えるのはメラニン色素だけではありません。紫外線は、角質も厚くし、正常な新陳代謝を防ぎます。ですから、前述の酵素パックで、角質をすっきり落とし、あか抜けした肌作りをしてみましょう。

お勧めは「酵素パック」です。野菜や果物を利用する方法もありますが、市販のものは簡単ですし、いいものも出ています。

酵素パックは、一年を通しての整肌に効果があります。日焼けや美白にも適しています。炎症を起こしている時は、その炎症を鎮《しず》めてから、短時間パックを行います。また、漂白作用のあるホワイトパックや、水分補給のモイスチャーパックなどもいいでしょう。

四十代も後半になると、急に肌の調子が変わってきて、シミがでやすくなります。そのシミ対策として、私も酵素パックを活用しています。

使い方は、四日に一度、お風呂に入っている間に、パックをつけるようにしています。入浴前によく顔を洗い、パックをつけて入浴。入浴中の蒸気で、パックがよく肌に浸透します。余分な油がとれ、お肌に適度の潤《うるお》いを与えます。そして角質が分解され、シミが目立たなくなります。植物が原料なので、自然な透明感あふれるお肌にしてくれます。

酵素パックは、私の年代では、絶対手放せないものです。アメリカにいる私の友人は、「ミラクル・パック」と呼んでいます。

他に、朝、あまりお肌の状態がよくない時、顔が黒ずんでいたり、油っぽかったりする時も、パックで洗顔するといいでしょう。

⊙四季の美容法③〜秋は肌の疲れを癒し、シミ・シワ対策を

秋はすべてが成熟する、豊かな実りの季節です。

刺激的な夏が過ぎ、心地よい秋風の中で、優雅なおシャレ心がわいてきます。

さて、夏の終わりから秋口にかけては、お肌のトラブルを訴える人が多いものです。急

にシミが多くなったり、小ジワが増えたことに気づくのがこの時期です。

これは、夏に受けたダメージや疲れが、肌にあらわれてきたためです。どんなにケアをしてきたつもりでも、強い紫外線や暑さ、冷房の乾いた空気などで、肌には思った以上に負担がかかっているのです。

「老化は、秋に始まる」

と、いわれます。肌の衰えも、この時期から加速します。ですから、秋から冬にかけて、より一層お肌の手入れには気を配り、一刻も早く健やかな肌を取り戻したいものです。

秋の小ジワは、老後の大ジワになる危険信号、と考えるべきです。

この時期のシワの原因は、夏の間に水分補給が足りなかったためと、老化によるためです。前述のように、年齢を重ねるごとに、体内の水分は確実に減っていきます。自然水分をじょうずにとり入れることが肝心です。また同時に、外側からも水分を逃がさないよう、ケアが必要です。

保水性の高いクリームや美溶液で、つねに外気から肌を保護しましょう。また、化粧水でも、アルコール分の多いものは、肌を乾燥させますので、控えた方がいいでしょう。

みずみずしい肌にする方法として、秋口にはまだ出回っているスイカを使った、スイカ化粧水がお勧めです。スイカの皮の内側の、白い部分をおろし器でおろし、ガーゼでこした絞り汁を、パッティングするだけでいいのです。あとはよく洗い落とすことが大切です。

スイカに含まれる豊富な水分が肌に浸透し、みずみずしくしなやかな肌に整えてくれるでしょう。また、冷たくした牛乳パックもいいでしょう。

日焼けやくすみを取る、ホワイトパックや酵素パックも、週二回はすることです。

この時期、日差しは徐々に弱まってきますが、それでも紫外線対策は怠らずに、しっかりガードしておきましょう。

夏にはベタつきがちだった肌も、秋になると皮脂量が減少し、カサついてきます。夜は、マッサージで肌に刺激を与え、血液の循環をうながすといいでしょう。

マッサージには、専用のクリームやオイルに、美白効果の高いホワイトニングクリームや美溶液を混ぜると、なおいいでしょう。そうして肌の疲れを癒し、秋のおしゃれを楽しんで下さい。

⊙四季の美容法④〜乾燥から肌を守る念入りなケアを

晩秋から冬にかけては、人間の老化が最もすすむ時期です。

春から夏にかけては、よほどのトラブルがない限り、細胞の働きが衰退することはないそうです。ところが秋の終わりから、細胞の働きは徐々に弱まっていくため、この時期は、特にからだの管理に注意が必要です。

しばらくぶりにお目にかかった人に、めっきり老けた印象を受けたとか、急に白髪が増えた、などのケースは、往々にしてこの時期に多いものです。

自然には四季があるように、人間も含めた動物、植物など、生き物すべての、生から死に至るまでの一生にも四季があるのです。既に述べましたが、一日の中にも、「春夏秋冬」の時間があります。

さて、冬の肌で一番気になるのが、乾燥です。

外に出れば冬の寒風にさらされ、オフィスなどの室内では、空調の乾燥に悩まされ……現代の女性にとって、肌を乾燥から守るのは本当に大変なことです。

メイクアップの時は、まずローションをパッティングして水分を補給し、モイスチャークリームを塗ります。その後リキッドもしくはクリームタイプのファンデーションをよくのばしたら、パウダーはブラシかパフで軽くのせる程度にします。このクリームによって、肌の水分を外に逃がさないようにします。

スキンケアとしては、このシーズンだけは油分の多い栄養クリームを使って、トラブルに備えましょう。ローション、美溶液、乳液をつけたあと、クリームを手のひらで温めてから、顔の下から上にすりあげるようなつもりで、まんべんなく伸ばします。

頬や口のまわり、目のまわりなど、乾燥しやすいところは、二度塗りをするといいでしょう。さらに、ビタミンEを含んだアイオイルなどで、目のまわりの小ジワを予防すれば、完璧です。

冬には、皮膚の働きも弱まって、普通なら二十八日周期で生まれ変わる、肌の代謝のメカニズムも狂いがちになります。

ワックスパックやマッサージなどで、栄養と刺激を与え、適度に運動をさせながら、こわばった肌の緊張感をよく解きほぐしてあげましょう。

寒さで、毛細血管の働きも鈍くなる冬。しかしいくら寒くても、顔の上にセーターを着込むことはできないのですから、考えてみると、顔は、私たちの身体の中で、一番厳しい条件のもとに置かれています。だからこそ、二十四時間、いつでも思いやりのあるスキンケアを心がけたいものです。

くれぐれも急に老けた、などと言われないよう、やがてくる春に、輝かしい肌でいるために、スキンケアや食事に気を配り、明るい心をもって、毎日を送ってほしいと思います。

⊙ウォーキングは私のエネルギー源

私が、自然に親しむようになったきっかけの一つに、ウォーキングがあります。

ウォーキングを始めたのは、今から十二年ほど前です。それまでの私は、どちらかというと、「歩くこと」をあまりしない方でした。ちょっと坂道に来ても、ハーハーと息切れがする、という感じでした。

ところが、歩き出してみると、とても体調がよくなったので、自分でも驚いています。「こんなに変わるのか」と思うほどです。

これには秘密があります。それはウォーキング・シューズです。シューズさえ、ちゃんとしたものをはいていると、いくらでも歩けます。

ただ、ウォーキングといっても、何か特別なことをするわけではありません。

いわゆる散歩のように、漫然とダラダラ歩いたり、途中で何度も立ち止まったりせずに、リズム感をもって、サッサと歩くのがそのコツです。

といっても、脇目もふらずに歩くのではなく、周りの景色を見て、季節の移ろうのを感じたり、街のウォッチングを楽しんだり、時代の動きを眺めたりしながら、歩いています。ですから気分転換には最高なのです。買い物や何かのついでにでも、気軽にできるのがいいです。

とにかく大切なのは、自分に合ったウォーキング・シューズをはくこと。私は、アメリカのメーカーのもので、底にエアクッションがついているものを見つけましたが、それ以来、歩くことが楽しくなりました。

それまでは、靴のことなどあまり気にせず、千円、二千円ぐらいの安いものを買ってはいていたのです。ところが、すぐ足がクタクタに疲れるのです。

それが、自分に合ったウォーキング・シューズを見つけてから、歩くことに慣れて、どうして以前はあんなにハーハーしていたのだろう、と思います。心臓のドキドキもなくなったし、距離の感覚もまったく変わりました。

ウォーキングは、ジョギングに比べて、身体への負担が少なくていい方法です。ウォーキングによって外の空気を吸うことは、からだにとって、とても大事なことです。皮膚呼吸で大気を吸収するだけでも効果があります。一日に三十分以上は、歩いてみたらいかがでしょう。

⊙生命あふれる太陽の光を体に

ウォーキングのいいところは、外を歩くことです。外を歩くと、必然的に太陽の光を浴びることになります。

前のところで、紫外線を防ぐためのさまざまな方策を紹介しましたが、じつは、日光浴に限らず、太陽の光を浴びることは、気持ちのいいことなのです。

最近は、地球を取り巻くオゾン層が破壊され、紫外線の肌に対する影響が深刻になっています。前述のように紫外線対策は必要ですが、ところが一方で、太陽の光は、生物が生きていくための、大切なエネルギーでもあるのです。

たとえば、カルシウムの吸収を助けるビタミンDの生成をうながすには、太陽光線は欠かすことのできない要素です。これだけ栄養の豊富な現代の子供が、ちょっと転んだだけで骨折してしまうのは、太陽にあたる機会が少なくなっていることが、原因の一つだと思います。

太陽の光は、食べ物の消化・吸収を助けてくれます。ですから、食後はなるべく日光にあたるといいでしょう。直接あたるだけでも効果的ですから、時間がないときなら、五分間でもいいでしょう。

また、日焼けが気になるようなら、指先や足の裏に直接日光を五分間あてるだけでも、効果があります。

干しシイタケや干し柿などは、太陽の栄養をたっぷり受けて、ビタミンDを多く含むので、食べることで太陽にあたるのと同じような効果があります。

太陽の光の少ない北欧の人々が、なぜあんなに背が高く、体格がいいかというと、赤カブのような赤い色の濃いものを、つとめて摂るからだという説があります。太陽を浴びて育った、ビタミンDやAがいっぱいの野菜をとると、太陽の光を間接的にいただくことになるからです。太陽の光を浴びる機会が少なくても、立派な身体を作ることができるわけです。

太陽の光をたっぷり浴びた野菜には、太陽のもつ栄養素がいっぱいです。「青・黄・赤の野菜」を食べることは、つまり太陽のエネルギーをいただくことになります。

卑弥呼の時代にも、太陽信仰が盛んでした。太陽は生命の象徴です。万葉の時代も、天皇の世継ぎである皇太子のことを、「日嗣《ひつ》ぎの御子《みこ》」とお呼《よ》びしていました。

太陽の光を、身体の中にいっぱい摂り入れましょう。短時間でもいいから、全身に陽の光を受けると、身体はじょうぶになるでしょう。

なぜなら、太陽の光を浴びることを、身体は喜ぶからです。たとえ真夏の太陽の下でも、ウォーキングをすると、なぜか全身から喜びが湧いてきます。確かに暑いのですが、なぜか嬉しいのです。

⊙夢のように鳥がたくさんやって来た

たびたび紹介してきましたが、以前住んでいた家は、六本木という都会にありながら、不思議なことに、自然を感じる、夢のような体験がたくさんありました。

ある時ベランダに、ビックリするほどの数の鳥たちが、集まってきたことがあります。とても不思議な、そして楽しい経験でした。

わが家には、大きな木が庭にあったせいでしょうが、朝になると、鳥たちのさえずりが聞こえ、ほんとうに快適でした。

ある時、ベランダに「おだんご」を置いてみました。おだんごといっても、ただ小麦粉を水で練っただけのものです。それをベランダ沿いの屋根の上に乗せておいたのです。

すると、どうでしょう。毎日毎日、ベランダがいっぱいになるくらい、たくさんの鳥がやって来るようになったのです。種類もいろいろで、スズメ、ハト、シジュウカラ、ヒバリ、ホトトギス……です。桜の季節にはウグイスが、美しい声で鳴いてくれました。桜の花の蜜を吸いに来たのでしょう。

その桜の季節には、朝の三時ごろから、小鳥たちの鳴き声がはじまりました。

驚くことに、もともとこの近くにいる鳥だけでなく、どうも見たことのない鳥までやって来ました。そのうちの一種は、身体が真っ黒で、長いクチバシが真っ赤な鳥です。さっそく辞典で調べてみると、どうも中国の渡り鳥のようです。

六本木は港区ですから、海にも近いので、何が渡ってきても不思議はないのかもしれませんが……。冒険心の強い一羽が、ちょっと群れから離れてみたのでしょうか。それとも、旅の途中で気まぐれで立ち寄ったのでしょうか。何かの拍子にエサ（おだんご）を見つけて、わが家のベランダに、ひょっこり降り立ったのかもしれません。

それから、箱根の山の中で見たルリ鳥のような、青くて頬の赤い鳥も来ました。色とりどりの鳥たちが集まっている様子は、まるで夢のような、美しくも、ほほえましい光景です。

そもそも、餌づけをしてみようかと思ったのは、子供のためもありました。動物とのコミュニケーションは、子供にいい影響を与えるのではないかと思い、始めたものだったのです。

それが思いもかけない結果を呼んだようです。こんな都会の真ン中にも、美しい鳥たちがいるんだ、と認識を新たにしました。そんなステキな、鳥たちとのめぐり会いだったのです。

しばらく嬉しくて、毎日「おだんご」を置いていましたが、その後、庭に植木を植えるようになって、続けられなくなりました。

おだんごを置くのをやめてしまったら、鳥たちも自然に来なくなりましたが、あの美しい姿やさえずりを今も思い出します。

⊙私の気功法

私が気功を始めたのは、今から六年ほど前のことです。もともと私は太りやすい体質で、特に四十代半ばを過ぎてから、それが気になるようになってきました。それで、週に一回、ハリウッド美容専門学校の気功の講師をされている劉錦程先生に、教えて頂くようになったのですが、ひきしめ効果は抜群ですし、実際からだもじょうぶになりました。自分でも毎日やるようにしています。

気功には、三千年の歴史があり、中国医学の中でも重要な一部分を占めています。それだけの長い時を経て、今もなお中国の人々の間に、ポピュラーに伝わっているのも、気功のもつ、健康維持や病気治療に対する大きな効果が、認められているからです。

そもそも気功の動きは、猿や犬、猫、うさぎなど、動物の動きから来ているのだそうです。その動きも考え方も、とても自然で、私には一番合った運動と思っています。

動きには、たくさんの種類がありますが、私の場合は、ごく簡単なものを教えていただき、そのいくつかを自分でミックスして、毎朝やっています。

前述のように、朝私は、仕事の前に、リラックスの音楽を聴く時間をもっていますが、この時間を使って、音楽を聴きながら気功をします。それだと、忙しい朝でも、毎日気楽に続けることができるからです。

先生によると、午前中に東や南に向かってやる方が、効果的だそうです。

私の場合は、鏡の前で、自分の姿を映し見ながらやっています。そうすると、筋肉が引き締まったかどうか、一目でわかり、肉がついているところをチェックすることもできるからです。

中国では今、六五〇〇万人が毎日、気功をしているそうです。日本には、昔から「病は気から」という言葉がありますが、中国でも、病気の原因は、この「気」にあると考えられています。

病気の主な原因は、三つあります。

一つは「気虚」。気力が落ちてしまうことです。気力が落ちると、周囲の自然界の気が入ってしまいます。冬は寒（い）気、夏は暑（い）気、雨の日は湿気など、自然界の変化により、〝気が変わって〟しまうのです。そうすると、カゼなどをひきやすくなります。

もう一つは、「気の流れが悪くなる」ことです。気には、血液と同じように流れや循環があります。中国では気と血液は切り離せないものと考えられ、「血液は、気の母。気は、血液のリーダー」という諺もあるそうです。

ですから、気の循環が悪くなると、淀んだ川の水が濁るように、血液も澱《よど》んできます。

すると、肩や腰が疲れやすくなったり、膝などの関節にきたり、また血液が澱むことで、さまざまな病気が起こってくるのです。

さて、三つめは、「気が乱れる」ことです。短気になったり、イライラする、心配や恐怖をもつ……など、気持ちが乱れることが、人間の身体に悪影響を及ぼすのです。

確かに、気持ちが乱れた時には、身体のいろいろな部分が熱くなったり、逆に冷えたりするのは、実感としてあります。気持ちと身体が関連するということは、誰でも納得できるのではないでしょうか。

日本でも、「短気は、損気」といいますが、中国では、怒る、イライラする、という感情は、肝臓の機能を落とすと考えられています。長期的に怒りをもったり、急に激したりすると、肝臓に炎症が起こることもあるのです。

心配の感情は、胃腸や脾臓の働きに影響を及ぼします。ストレスが胃を悪くしたり、胃潰瘍を作ったりするのは有名な話です。

また、恐怖の感情は、腎臓や膀胱《ぼうこう》の働きを落とすそうです。子供が悪いことをしたり、恐い話を聞いたりすると、その晩おねしょをするのは、もっともなことかもしれません。

さらに、悲しみは、肺と大腸の働きを落とし、喜びは、心臓に影響するのだそうです。過剰な喜びも、気を乱すものの一つになるのです。

こうした原因を、根本的になくす健康法が、気功なのです。

こんなことがありました。ある時、歯ぐきにおできができて、困ったことがありました。以前も、同じようなことがあって、その時は手術したのですが、今回は、気功の先生に相談して、一カ月ほど、週に一回二十分手を当ててもらったのです。

そうしたら、ハレがとれて治まってしまった、という経験があります。

⊙引きしめ効果の気功体操――回春功

気功は、気力を高め、気の流れをよくし、気を安定させる……「気」のトレーニング方法です。トレーニングを積んだ人は、気を活用して、治療をすることもできるのです。

「気をトレーニングする」といっても、何のことだかよく解らない人も多いことでしょう。

具体的にいうと、一番大切なのは呼吸法です。ふだん無意識にしている呼吸を、意識的にコントロールすることから始め、やがて自分の「気の状態」をコントロールできるようになる、というのです。

同様にして、気を体の一カ所に集めたり、経絡というツボから気を入れたり、邪気を払ったりということを、ある動作や姿勢を通して意識的にしていきます。

つまり、呼吸と動作と姿勢を、意識的にコントロールしていくことによって、気のトレーニングをする。これが具体的な気功の方法になります。

では、私が毎朝やっている気功をご紹介しましょう。この方法は、現在ニューヨークでご活躍の鄧岳先生に教えて頂いたものです。

気功を行う際に、「予備功」として「呼吸」を行います。以下、ごく簡単に説明します。

［姿勢］肩幅と同じ幅に足を開き、全身の力を抜いて、軽く膝を曲げる。重心は、両足の中間に置く。前方に注目し、軽く眼と口を閉じる。ヘソの下三〜四センチの所に気を集中する。胸をはり、背筋はまっすぐに。……これが入静です。

［呼吸］かすかに口を開けて息を吐き出す。屈んだ姿勢のまま、鼻から息を吸い込む。吸い終わった後、ゆっくりと身体を起こす。自然な呼吸で。これをゆっくりと三回繰り返す。

①［深呼吸（服気）］

この気功は、プロポーションを整える効果があります。バストを引きしめ、ウエストを細くし、おなかと背中のぜい肉をとります。

両足を肩幅程度に広げ、肩の力を抜いて立ちます。空気を鼻からいっぱいに吸い込んで口から吐き出すのですが、まず吸い込む時には、胸と腹とを十分に広げ、足のカカトを自然にもち上げるようにします。そうして最大限に新鮮な空気を吸い込むようにします。

吐き出す時は体を下げ、カカトを地面に着けるようにします。お腹をへこませて、肺や胃にたまっていた汚れた気を口から吐き出します。同時に腸にたまっていた汚れた気を肛門から自然に排出することになります。

呼吸は、軽く、細く、深く、そして長くするようにすると効果が増します。早くならないよう、なるべくゆっくりとするようにしてください。

吸う、吐くの往復を合計十六回行います。

②【全身振るい】

この気功は、内臓をじょうぶにし、全身のぜい肉をとり、血液の循環をよくします。

深呼吸をやったら約一分間休みます。その時は体全体をゆるめ、直立の姿勢で立ちます。両腕を自然にたらし、指は少し曲げておきます。指をまっすぐに伸ばすと、リラックスしにくいからです。足は肩幅程度に広げ、膝を少し曲げます。

休憩し終わったら、両足の膝の部分を屈伸させ、全身を、バネのようにはずむ要領で上下に振ります。これを約一分間続けます。

この時、体の内部の各臓器、全身の筋肉、バスト、関節、大脳の下の部分など、すべてが調子の取れた、かすかな振動を起こすようにします。また、上の歯と下の歯がぶつかる音が聞こえてくるようにすると、効果が上がります。

③【左右へ肩を回す】

この気功は、腰のまわりと背中のぜい肉をとります。

両足を肩幅にして立ちます。体の重心を足の裏の前方に置き、膝を少し曲げて全身をゆるめます。口を自然にかすかに開け、両腕は自然にたらします。

この姿勢から、両肩先を回転させていきます。まず左肩を前へ、上へ、後ろへ、下へと一つの円を描くように回します。この時、同時に右肩は、後ろへ、下へ、前へ、上へと円を描くようにします。次は逆に右肩を前、上、後ろ、下、左肩を後ろ、下、前、上と回します。

これを合計十六回行います。

肩を回す時に、体を肩で引っぱり、肩で腕を引っぱって、体の上部を耐えずくねらせるようにすることがポイントです。これによって内臓の各部分を押したり引いたりすることになります。その結果、清らかな気を入れ、汚れた気を排出することができるのです。

体がくねったり、押したり、引っぱられたりすることに、引きずられるままにまかせて、自然に呼吸をします。意識的に呼吸をする必要はありません。ゲップが出たり、ガスが出ることもありますが、これは胃腸の働きが活発になって、効果が現れている証拠。便秘や消化不良、胃腸の膨満感も解消されてきます。

慣れてきたら、少しずつ円を広げていくようにして、体の許すかぎり、できるだけ大きく円を描いていくようにしましょう。

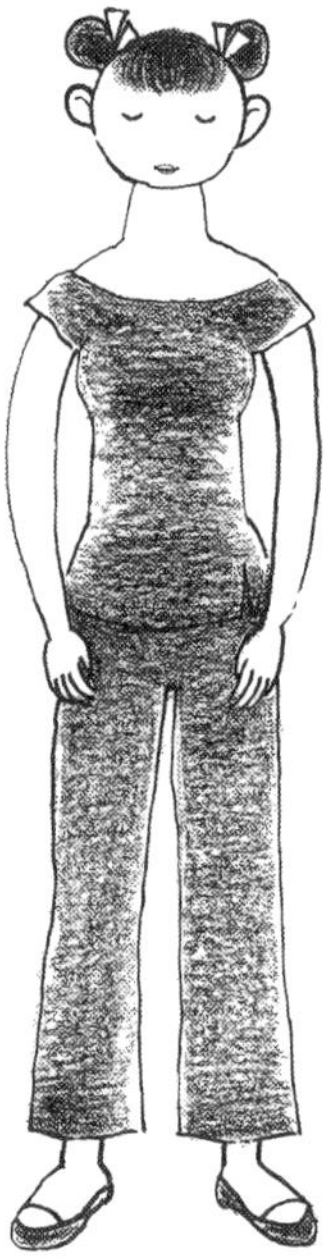

❶

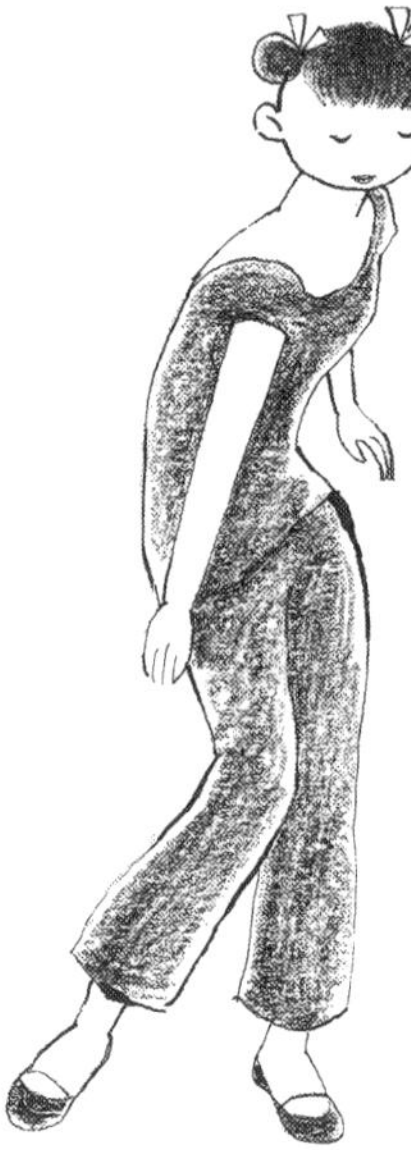

❷

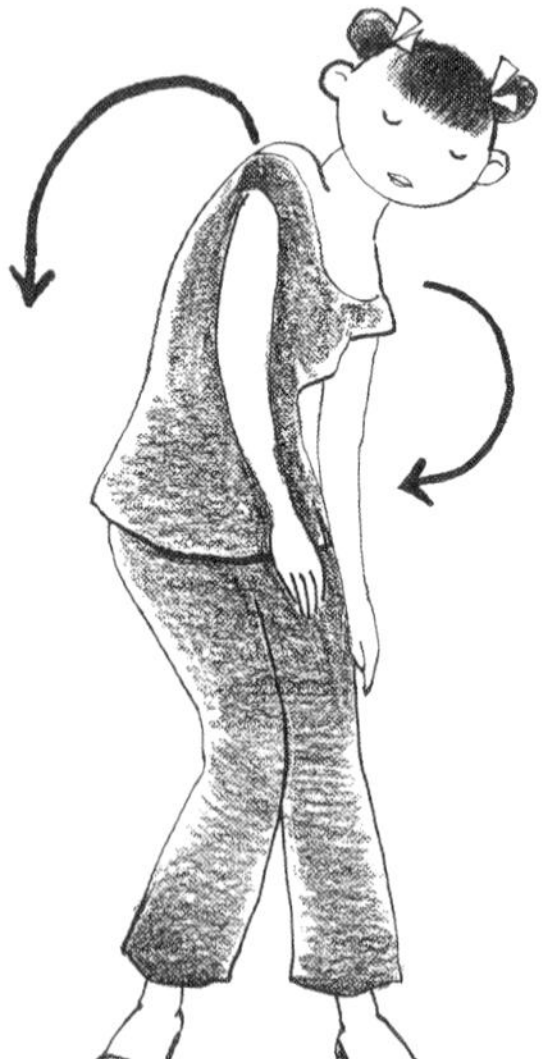

❸

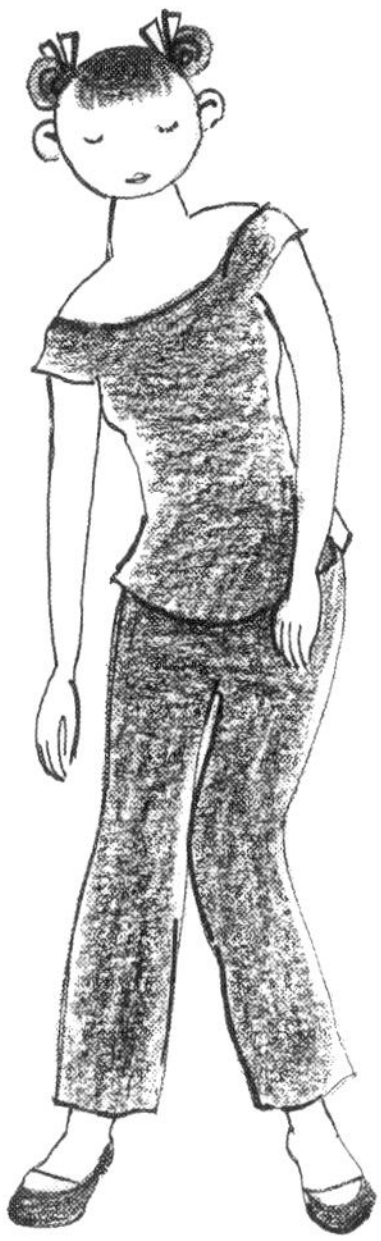

❻

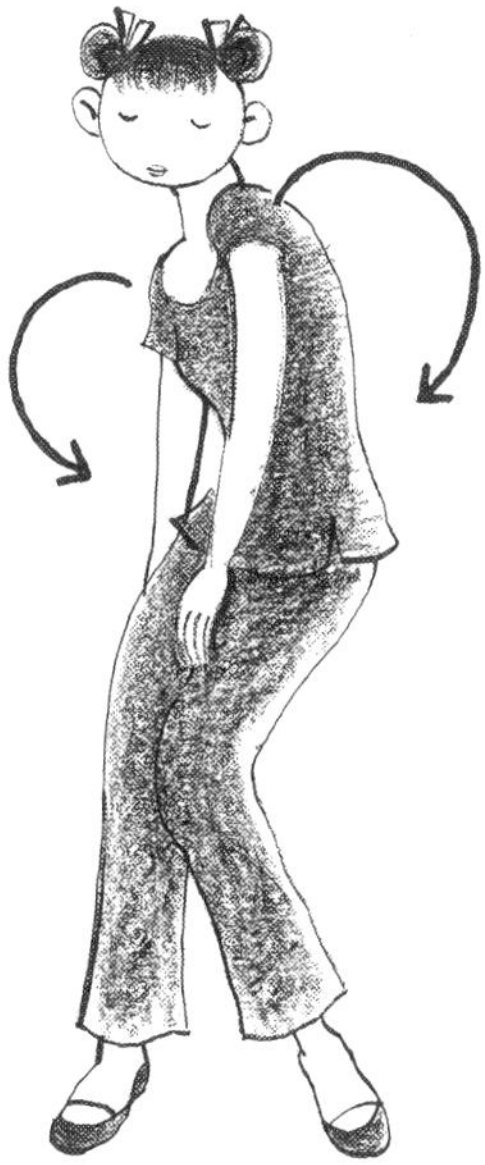

❺

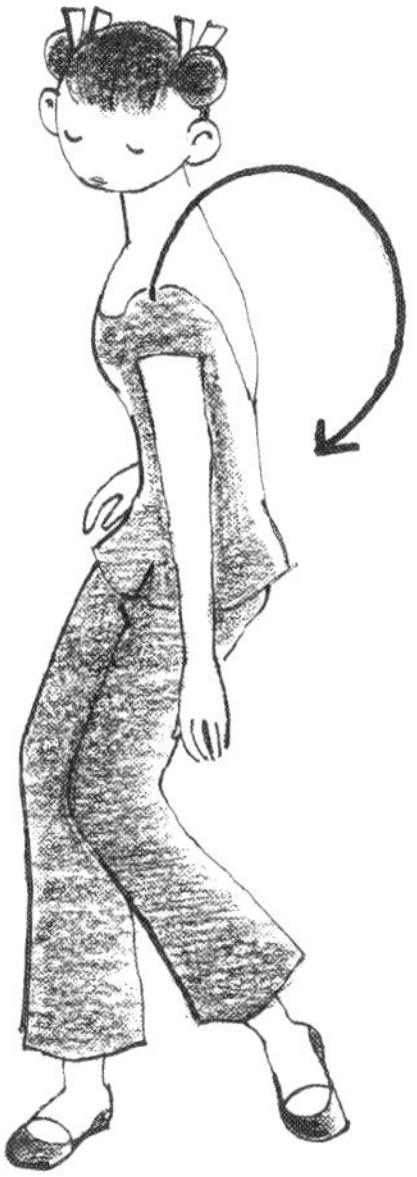

❹

⦿自然とふれ合う豊かな感性を

ウォーキングや気功をしたり、太陽に当たって、庭の四季を楽しんだり、自然の恵み豊かな食べ物をいただいたり……。

それが健康にとって、どれだけ「ありがたいこと」か、しみじみと感じます。

実際に手で触れ、肌で感じ、香りをかいだり、味わったりする。そうやって五感で自然にふれ合うことは、人の健康や美容にとって基本だと思います。

人と人とでもそうです。マッサージのところでも述べましたが、化粧品の効果だけでなく、じょうずな美容師さんの手で触れられること、気を配って大切に扱ってもらうことが、美しさを磨いてくれるのです。

子育てでも、手で触れてなでてあげること、そして言葉をかけてあげることがとても大事です。植物でも始終声をかけていると、緑の葉はいきいきと茂り、花を美しく咲かせます。このように、明るい言葉、元気づける言葉を、親がしょっちゅうかけてあげることが、子どもには大切なのです。

これはあたり前といえば、ごくあたり前のことです。

でも、そのあたり前のことを、便利さばかりを追求する現代の暮らしの中では、すっかり忘れてしまっているのではないでしょうか。

母親というのは、子育てを通して、自分自身が教えられるものです。子育てとは、自分育ての別称である、という言葉を聞いたことがあります。

今、そのことを、私自身実感しています。子育てを通して、いろいろなことを学び、人生に対する考えにも、深みが出てくると思います。

もしこれがなかったら、本当にお嬢さんのままで、一生を終わっていたことでしょう。子育てによって、自分の魂が、より高い教育を受けたなと感じることが、どれほどあったでしょう。

日本には、短歌や俳句という、四季の移ろいと、そこに生まれる美や情緒を、歌に詠むという、すばらしい文化があります。

これだけ彩り豊かで、変化に富む自然の変わりようを、毎年毎年目にし、感じることができるのは、なんと幸せなことでしょうか。

そうした自然も、私にさまざまなことを教えてくれます。

人の手では決して及ばないような美しい芸術を生み出す自然。豊かで健康な命を育む自然。じっと耳を澄まし、目を凝らし、五感で感じたら、自然の中には、さまざまな答えが隠れているのです。

⦿おわりに――（新版によせて）

美容でしたら、洗顔でキレイにしてパックで、リフレッシュ。肌が〝生まれ変わった〟ようにイキイキとして、美しくなります。日常の生活では、部屋をきれいに掃除してリフレッシュ。食事でも、素材を工夫して、リフレッシュする。料理をつくるとは、「創る」ことです。料理は、すばらしい芸術でもあると思います。と同時に、家族に対する愛情の表現なのです。料理によって、からだも健康に、リフレッシュされます。

心もそうです。私は毎朝、父と同じく、神想観という瞑想の時間をもっていますが、その時に、心を浄化して、家族の、その日出会う人すべての人の、〝よいこと〟だけを想うようにします。相手の〝よいところだけ〟を心の眼で見て、それを描き出すのです。そうするとその人のことが、深いところまで理解できるようになり、親しみや愛情がわいてきます。

そうやって毎日、心もリフレッシュします。宝石だって、みがいてリフレッシュしてこそ美しく輝くのです。まして、人の心やからだ、健康も、リフレッシュすることでますます輝くのです。私の仕事は、まさにこの「リフレッシュ」という一言につきると思います。

さて本書は、平成八年に初版が出された私の初のエッセイ集ですが、今回、装いも新たに新版として出すことになりました。あれから六年、時代は二十一世紀になりました。でも内容的には、わずかに補筆したところが数カ所ある以外は、年代を合わせるぐらいでほとんど変えていません。本書の内容は、現代にこそふさわしい内容だと思っているからです。

二十一世紀になって、顔の造作やプロポーションなど、外見の美しさを流行やマニュアルに沿って求める時代から、自分らしさを追求して、思いのままに表現する個性の時代へと移ってきました。最近の若い人は、ひと昔前までは考えられなかったほど、形式にとらわれない自由な発想と感性で、自分流のおしゃれを楽しんでいます。

このような感性の進化は、それ自体すばらしいことですが、これに健康美という美意識、そして精神性が加われば、もっとすばらしくなるのではないかと考えています。

美しさというのは、人を幸せにし、人の心を高め、人と人とのつながりを深めていく賜物のような気がします。またそうしたものが逆に美しさを育んでいくことでしょう。

本書では、これまで追求してきた「美と健康のための自然食」に加え、第二のライフワークである「美容文化史」や、さらにここ数年来、自分で実践してきたハーブのことに加え、日頃、身のまわりの自然から学んだことも織りまぜながら紹介しました。

もちろんこれからも、新しい出会いや発見は続くと思います。その一つ一つを、大切な人生の糧としながら、過去に感謝し、日々をリフレッシュして生きていきたいと思います。そしてそういう生き方ができる心とからだを与えてくださった神さまに、そして両親、主人、子供に、そして本書を読んでいただいた読者のみなさまに、心からの「ありがとう」を捧げたいと思います。

最後に、本書の出版でご協力いただいた日本教文社第二編集部長の永井光延様、同編集部の北島直樹様に感謝の言葉を捧げます。ありがとうございました。

平成十四年初夏

ジェニー牛山

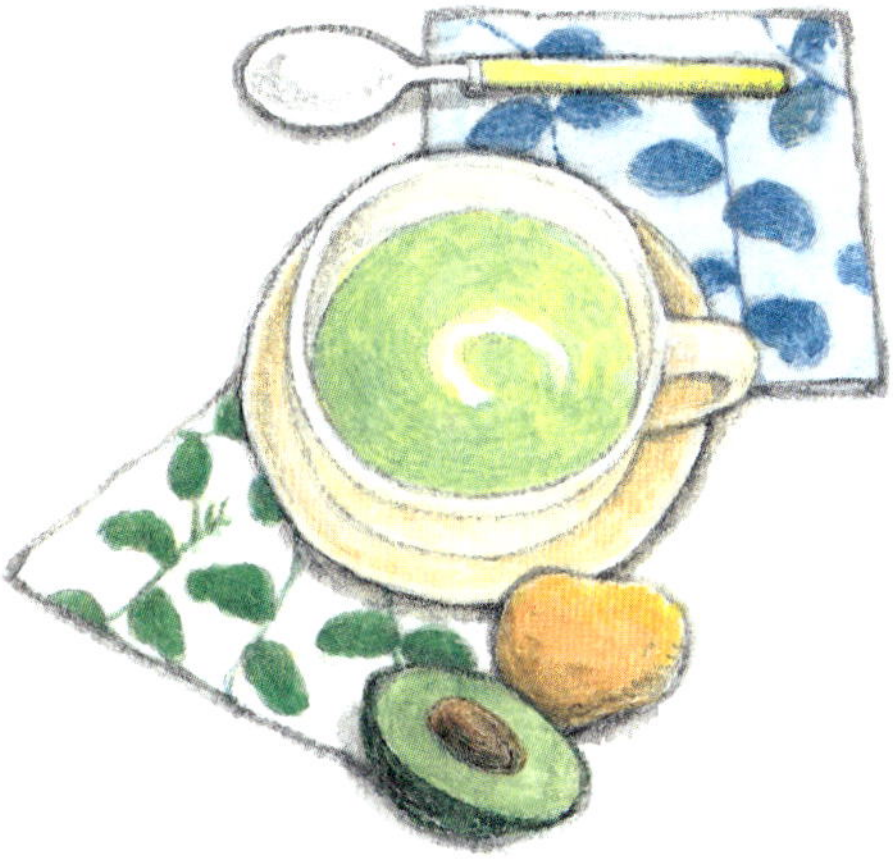

アボカドとジャガイモのスープ（2人分）

[材料]

★アボカド（1個）★ジャガイモ（中・1/2個）★豆乳（180mℓ）★生クリーム（分量は好みで）★スープ（1カップ、固形スープ1/2個）

[作り方]

❶ジャガイモはスープで煮て、ミキサーにかける。

❷アボカドは生のまま、豆乳と共にミキサーにかけ、❶を冷ましておいたものを加える。

❸生クリームをあしらってアクセントをつける。

ホタテと野菜のトマト煮込み（2人分）

[材料]

★ホタテ（5、6個）★ジャガイモ（中・2個）★小玉ネギ（6個）★プチトマト（8個）★トマトピューレ　★粉チーズ少々★トマトケチャップ　★スープの素（固形1個）

[作り方]

❶ジャガイモは大きめのブツ切り、小玉ネギは丸ごと、水（3カップ）から入れて、スープの素を加えて煮る。

❷　❶に火が通ったらホタテを加える。

❸最後にプチトマトを入れ、トマトピューレ、トマトケチャップ、塩、こしょうで味を整える。皿に盛りつけ、粉チーズを好みで適量ふりかける。

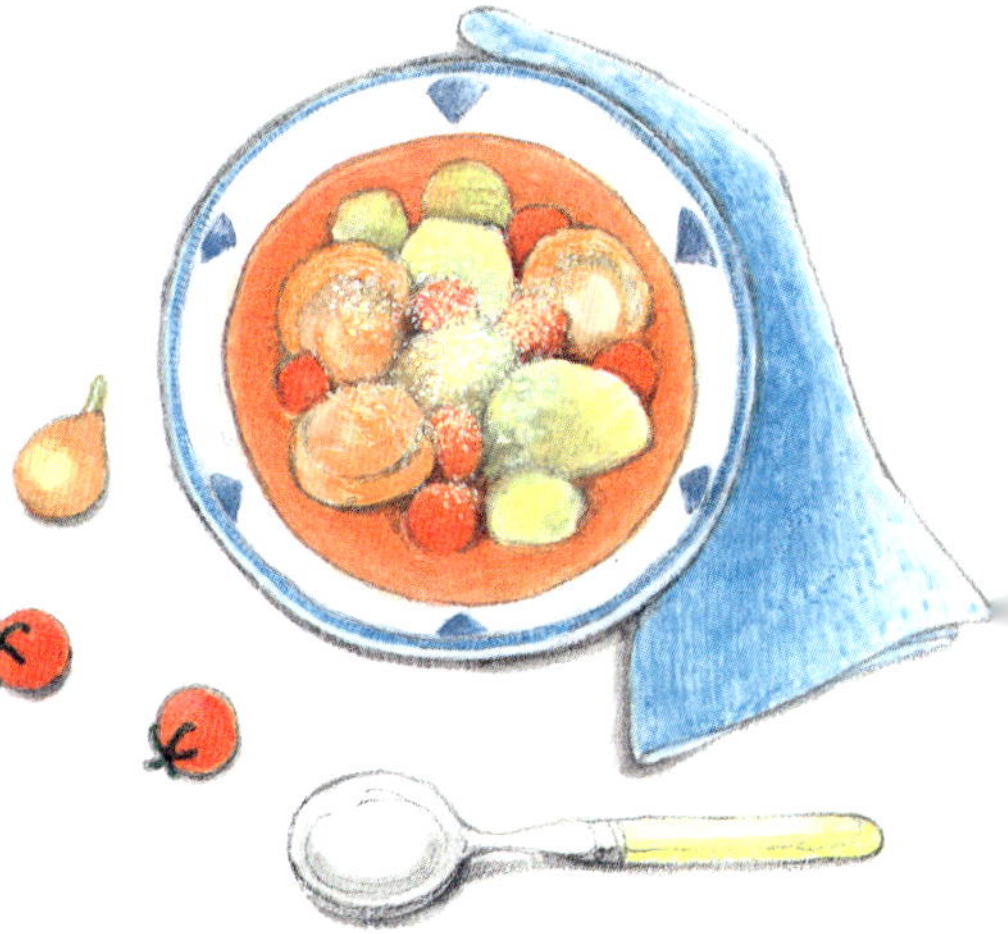

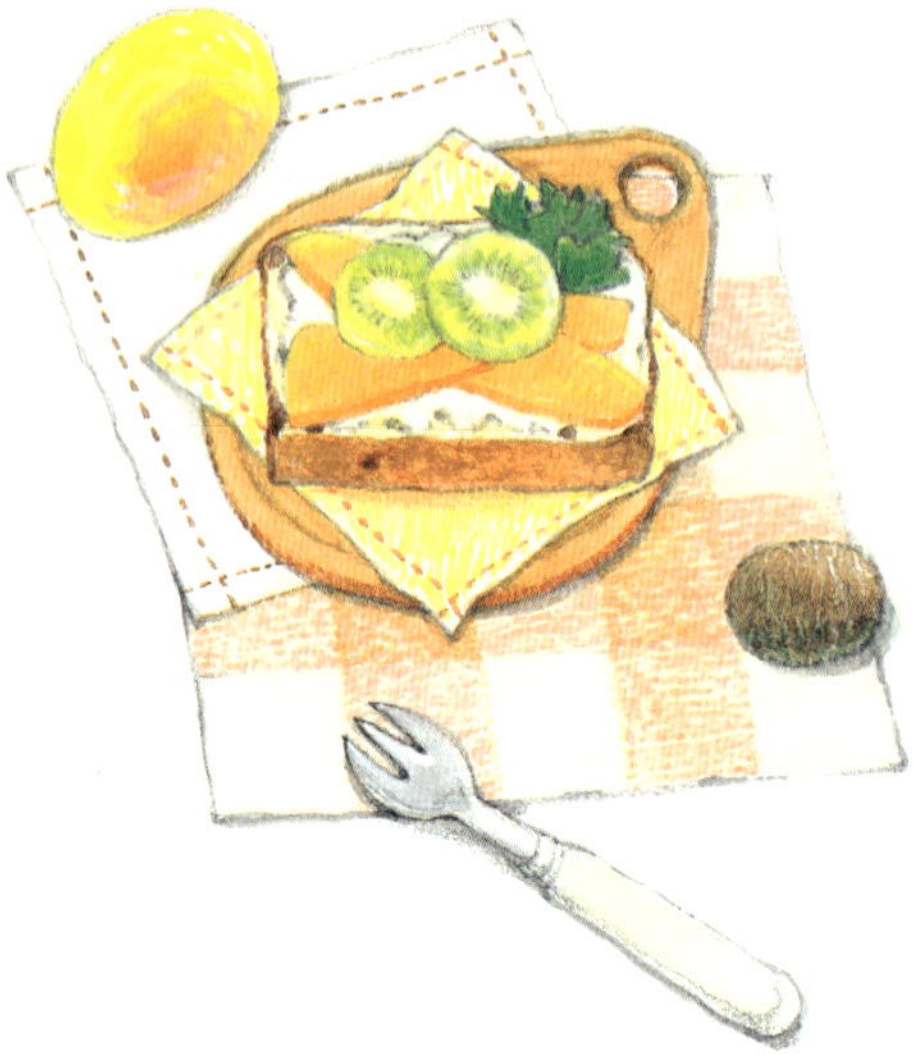

ぶどうパンのオープンサンドイッチ（２人分）

[材料]

★もめん豆腐（１/４丁）★ぶどうパン（２枚）★小玉ネギ（少々）★マヨネーズ（好みで）★ハチミツ（隠し味程度）★マンゴー、キウイ（適宜）★セロリの葉、塩、こしょう

[作り方]

❶もめん豆腐は、ふきんに包んで、斜めにしたマナ板の上に20分ほど置き、水気を切る。

❷玉ネギ少量をみじん切りにし、ふきんで包んでサッと水をくぐらせて絞り、❶を加えて、少し多めに塩、こしょうし、隠し味にハチミツを少量たらし、マヨネーズで和える。

❸厚めに切り、こんがりとトーストしたぶどうパンの上に❷をのせ、一口サイズに切ったマンゴーとキウイ、セロリの葉を彩りよく飾る。

ジェニー風呉汁（２人分）

[材料]

★大豆（50g）★ゴボウ（約５cm）★ニンジン（約５cm）★長ネギ（適宜）★白みそ（または赤みそ）★だし汁（３カップ）

[作り方]

❶大豆は一晩水につけて、ふやかしておく。だし汁は、前日から水の中に昆布、煮干し、干しシイタケを漬けて取り、大豆と共にザッとミキサーにかける。

❷ゴボウはささがきに、ニンジンは小口切りにして、だし汁で煮ておく。

❸　❶と❷を合わせ、沸騰したらすぐ止め、みそを溶きいれる。

❹刻んだ長ネギを散らす。

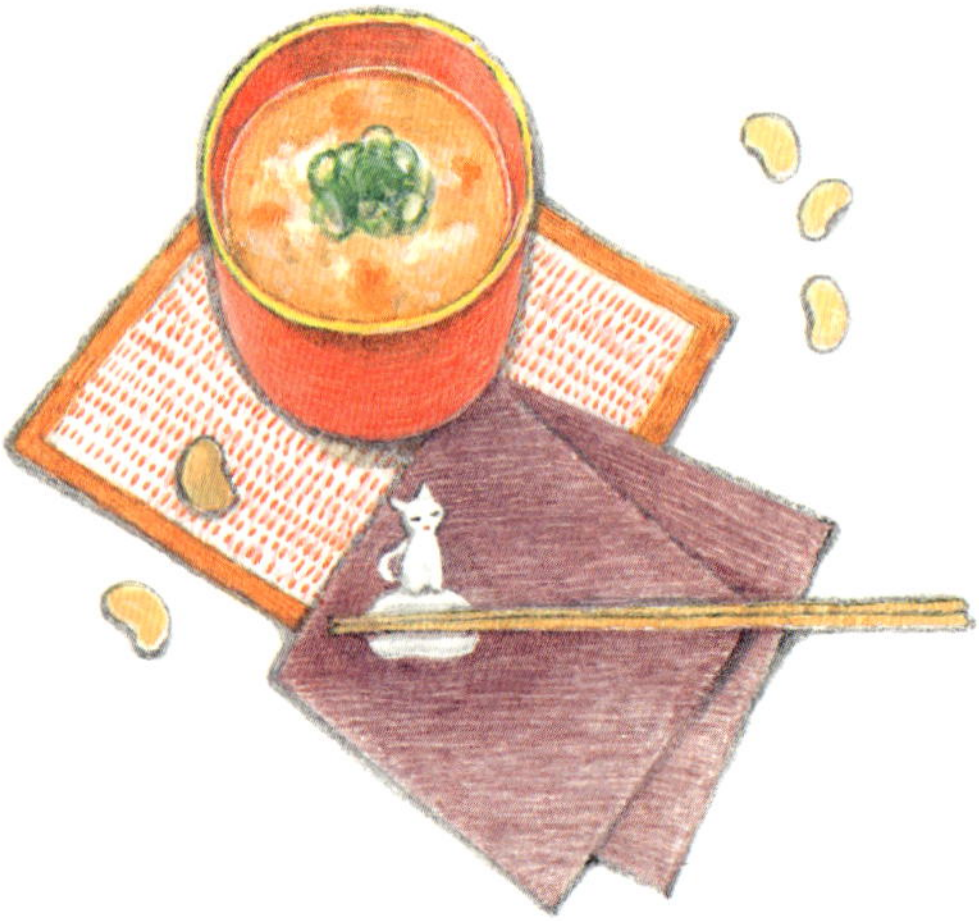

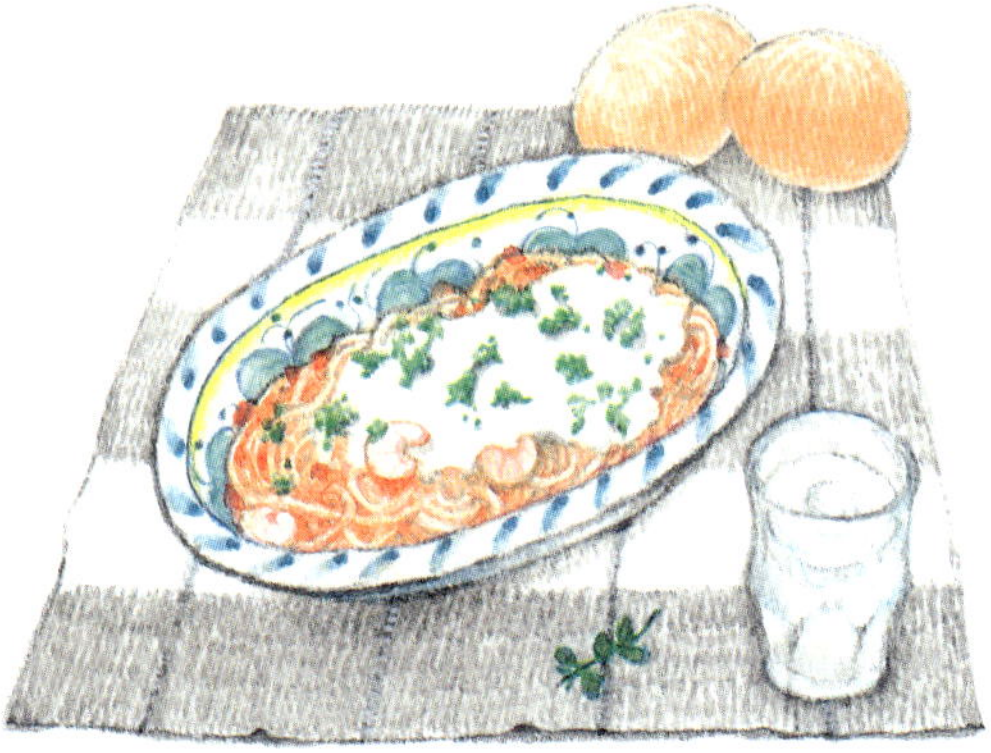

あっさり味の蒸しスパゲティ

[材料]

★スパゲティ（120g）★シイタケ（５枚）★むきエビ（300g）★タマゴの白身（３個分）

[作り方]

❶大きめの鍋にお湯を沸騰させ、スパゲティをやわらかめにゆで、ザルにとる。

❷細切りにしたシイタケとむきエビを炒め、ケチャップ、塩、こしょうで下味をつけておく。

❸　❷に❶を混ぜ込み、塩、こしょうで味を整え、耐熱皿に入れる。

❹タマゴの白身を泡立てて❸の上にかけ、蒸し器で蒸す。

❺パセリを刻んだものを散らす。

野菜のピーナッツ油揚げ

[材料]

★ゴボウ（１本）★ジャガイモ（２個）★玉ネギ（１個）★ジャコ、松の実、ヒマワリの種（好みで）★タマゴの白身（１個）★ピーナッツ油（適量）★ソース（ケチャップ、マヨネーズ、塩、こしょうを混ぜ合わせる）★小麦粉（１カップ）★食パン（少々）

[作り方]

❶まず、ゴボウを乱切りし、軽く５分程度あく抜きする。

❷乱切りしたジャガイモ、乱切りした玉ネギと❶を混ぜ、カッターで粗めに切る。

❸小麦粉をふるいにかけ、細かく切った食パンと卵白１個分をさっくり混ぜる。衣はホットケーキくらいの硬さにする。

❹　❷と❸を加え、松の実、ヒマワリの種も混ぜ、低めに熱したピーナッツ油に大さじで落として揚げる。

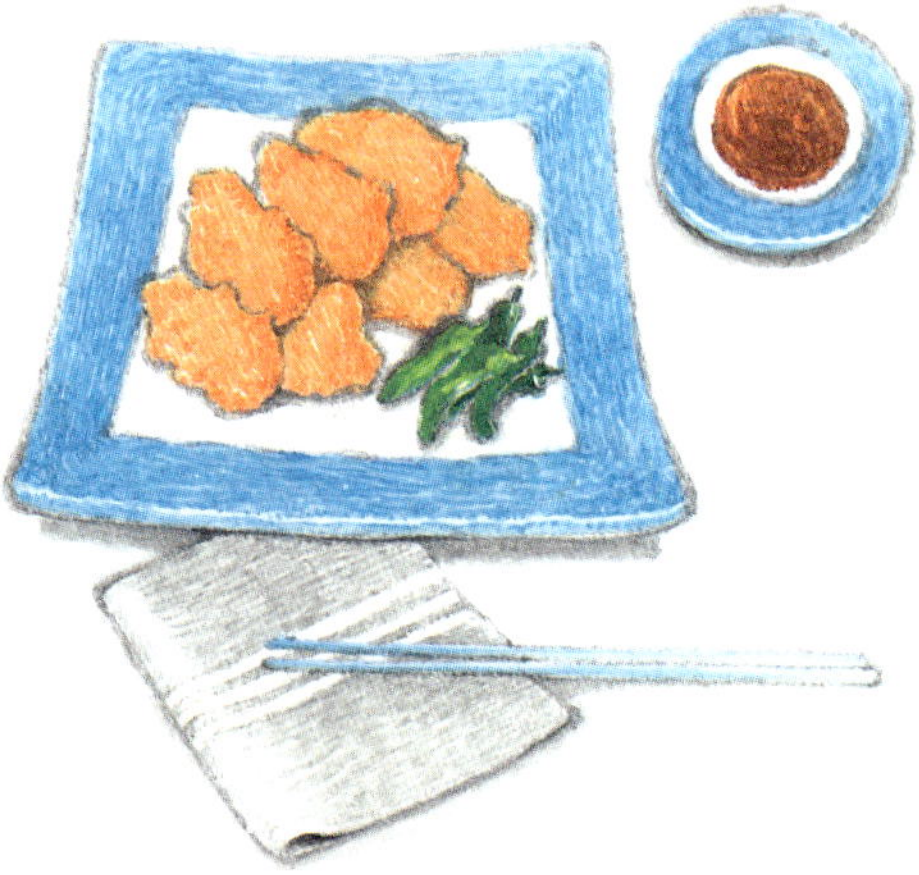

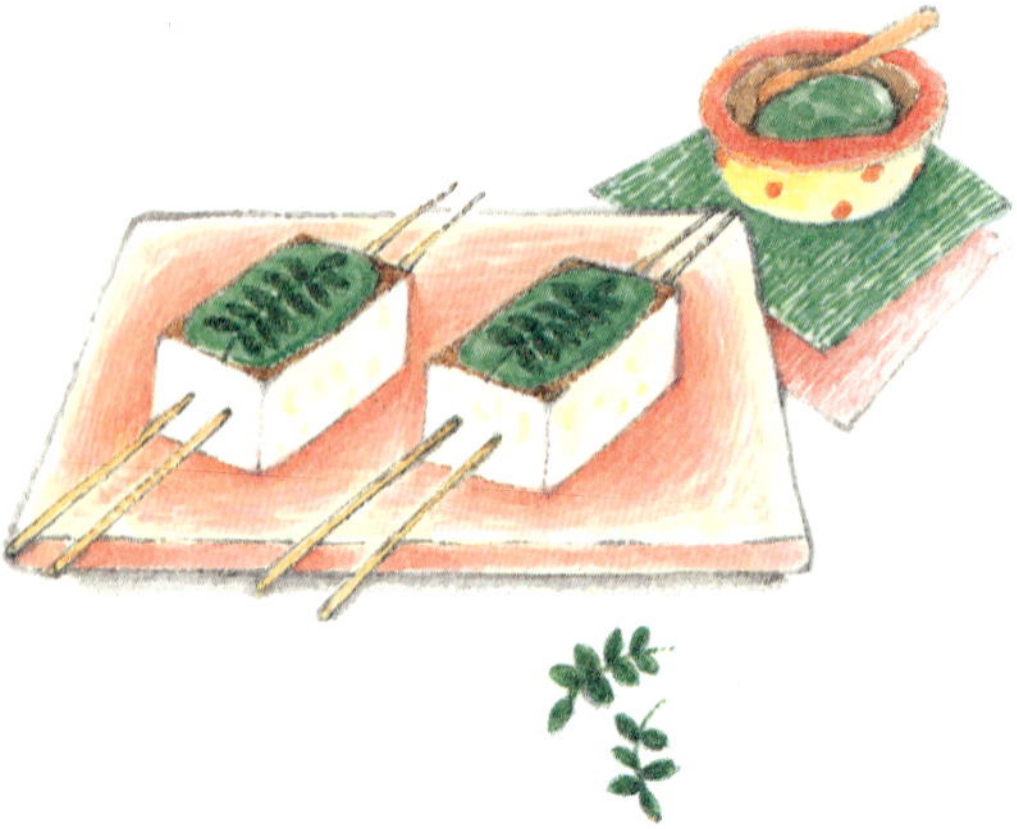

豆腐の木の芽田楽

[材料]

★豆腐（1丁） ★サンショウ（少々） ※サンショウがない場合は、ゆでたホウレン草を入れる。

[作り方]

❶豆腐はよく水切りし、8等分に切る。

❷田楽みそを作る。サンショウをすりつぶして、白みそ（大さじ3）を加え、煮切りみりん（大さじ1）、だし汁（大さじ1）で、ほどよくのばす。

❸豆腐を串に刺し、焦げ目がつく程度に焼き、田楽みそをぬる。豆腐の代わりに焼き豆腐を使ってもよい。

※だし汁は、鰹節と昆布を一昼夜、水に漬けてとる。煮切りみりんは、みりんをサッと温めたもの。

キャベツの仲間のヘーゼルナッツオイル炒め

[材料]

★芽キャベツ（市販の1パック程度） ★カリフラワー、ブロッコリー（各1/2～1/4株）

★ナチュラルチーズ（適量）

[作り方]

❶カリフラワー、ブロッコリーを小房に分けて、ゆでる。芽キャベツは小さいが硬く結球しているので、8～10分かけてしっかりゆでる。

❷ ❶でゆでた3品を、塩、こしょうして、ヘーゼルナッツオイル少々で炒める。

❸耐熱皿に❷を入れ、ナチュラルチーズをかけてオーブンで焼く。好みで焦げ目をつけて香ばしくしてもよい。

※ヘーゼルナッツオイルがなければ、ピーナッツ油、又はサフラワーオイルで炒めてもよい。

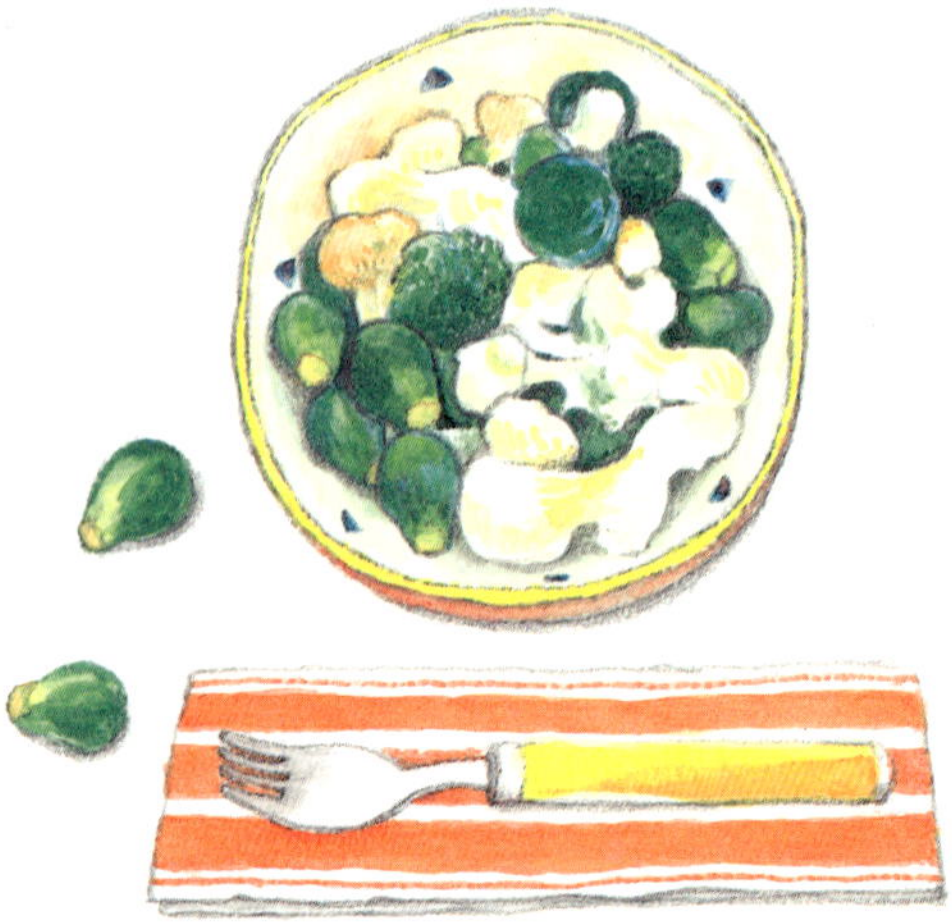

新版

<美《び》・健《けん》・食《しょく》>入《にゅう》門《もん》

楽《たの》しみながらキレイになれる法《ほう》

初版発行　　平成14年6月15日

3版発行　　平成21年3月10日

著　者――ジェニー牛《うし》山《やま》〈検印省略〉

発行者――岸　重人

発行所――株式会社　日本教文社

〒107-8674 東京都港区赤坂9-6-44

電話 03(3401)9111(代表)

03(3401)9114(編集)

FAX 03(3401)9118(編集)

03(3401)9139(営業)

振替＝00140-4-55519

印　刷――東洋経済印刷

製　本――牧製本印刷

ISBN978-4-531-06372-7 Printed in Japan

定価はカバーに表示してあります。

落丁本・乱丁本はお取り替え致します。